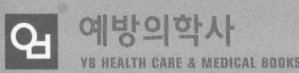

필라테스 강사가 알아야 할
모든것

PILATES TEACHER

대표저자: 백형진

필라테스 강사가
알아야 할
모든 것

초판 1쇄 인쇄 2021년 3월 31일
초판 1쇄 발행 2021년 3월 31일

저 자 백형진, 김보성, 김동엽, 김도균, 김명건, 김지훈, 김성언, 김주영, 김승현, 문성용, 박주형, 박민주, 박원일, 백광렬, 양지혜, 유다희, 이예소, 이예진, 임효빈, 이준화, 양홍석, 조홍래, 차범걸

발행처 예방의학사
문의처 010-4439-3169
이메일 Prehabex@naver.com

인쇄·편집 금강기획인쇄(02-2266-6750)

가 격 20,000 원

*저자와의 협의에 의해 인지를 생략합니다.
*이 책은 저작권법에 의해 보호를 받는 저작물이므로 동영상 제작 및 무단전재와 복제를 금합니다.
 (잘못된 책은 구입하신 서점에서 교환해 드립니다.)

대표 저자.

백형진

대한예방운동협회 협회장
BM필라테스 & PT 총괄이사
코어필라테스협회 교육이사
한양대학교 미래인재교육원 겸임교수
1편 "선수 트레이너가 알아야할 모든것" 대표저자
2편 "트레이너가 알아야할 모든것" 대표저자 이외 다수 공저
"프리햅 운동" 대표역자 이외 다수 공역

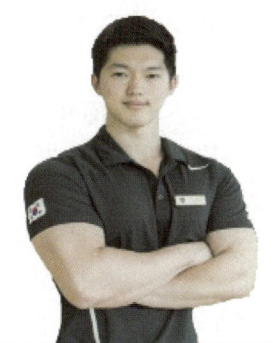

공동 저자.

김보성 (BM 필라테스& PT 운영실장)
김동엽 (경희요가필라테스협회 교육이사)
김도균 (더본필라테스평생교육원 교육이사)
김명건 (BM 필라테스& PT 이사)
김지훈 (선샤인핏 필라테스 & PT 대표)
김성언 (세종대학교 체육학과)
김주영 (건국대학교 글로컬캠퍼스 자연과학계열 조교수)
김승현 (MOSTIC 자세연구소)
문성용 (BM필라테스 & PT 본부장)
박주형 (BM필라테스 & PT 대표이사)
박원일 (고려대학교 연구원)
박민주 (국제재활코어필라테스 본부장)
백광렬 (BM필라테스& PT 당산역점 지점장)
양지혜 (국민대학교 평생교육원 외래교수)
유다희 (BM필라테스 & PT 당산점 강사)
이예소 (피트니스넘버원 대표, KHMA 필라테스 교육강사)
임효빈 (BM 필라테스 & PT 이사)
이예진 (국제아쿠아요가협회 대표이사)
이준화 (BM Edu 교육이사)
양홍석 (W GYM & Pilates, ITN 피트니스 대표)
조홍래 ((주) 닥터케어컴퍼니 대표이사)
차범걸 (BM필라테스&PT 부산점 대표)

가해자 없는 피해자가 발생하는 필라테스 정보

필라테스 지도자과정에서는 '필라테스 지도자'가 되기 위한 교육을 받지만, 자격증을 취득한 후에 알아야할 급여시스템, 창업, 문제가 발생했을 때의 대처법 등은 배우지 않는다.

실무와 관련 깊은 정보는 실전에서 경험을 통해 얻거나 경험한 사람에게 얻을 수 있으나 이미 경험한 사람들(현업 강사)과 초보 강사들과의 소통이 원활하지 못해 잘못된 정보가 점점 확산되어가고 있는 현실이다.

몸을 다루는 전문가인 의사들은 커뮤니티를 활성화하여 잘못된 정보와 오류에 빠르게 대처하고 있다. 이와 마찬가지로 몸을 다루는 필라테스 강사들도 잘못된 정보와 오류사항들을 빠르게 대처하고 수정해나가기 위해 커뮤니티를 활성화할 필요가 있다.(필라테스 커뮤니티는 하단 주소 참고) 커뮤니티를 활성화하고 정보를 바로 잡기 위한 첫 단계로써 '필라테스 강사가 알아야 할 모든것'을 쓰게 되었다.

17개의 필라테스 센터를 운영하며 얻은 노하우, 2천명이 넘는 필라테스 강사를 만나 소통하며 정리한 내용을 가감 없이 담았으며 전문성을 위해 스포츠 영양학, 생리학 박사, 교수님들과 카이로프랙틱 닥터 등 각 분야 전문가가 저술에 참가하였다.

이 책이 필라테스 강사들에게 조금이나마 도움이 되고 그들을 지켜줄 수 있는 가이드가 되었으면 한다. 나아가 필라테스 커뮤니티 형성에 기여 했으면 한다.

PS. 책을 준비할 때 흔쾌히 도움을 주신 바디메카닉, 코어필라테스 가족분들에게 감사를 표하고, 필라테스 오픈 채팅방 필통(필라테스 정보로 통하다), 필연(필라테스 연구 모임) 선생님들의 전폭적인 아이디어 제공에 감사드린다.

2021년 3월 31일
대표저자 백 형 진 외 저자일동

필라테스 강사 커뮤니티 카톡 : http://kakaopila.co.kr

Contents

서문	4
1장. 필라테스 강사의 이해	**9**
1. 필라테스 강사란 무엇인가?	10
2. 필라테스 강사는 어떠한 성향을 가진 사람에게 적합한가?	11
3. 필라테스 강사가 갖추어야할 자질 중 무엇이 가장 중요할까요?	12
4. 필라테스 강사가 되려면 어떻게 해야 하나요?	13
5. 필라테스 강사의 현실과 미래	17
6. 필라테스 강사가 필요한 덕목과 역량은 무엇이 있을까?	18
7. 필라테스 자격증 교육기관을 어떤 기준으로 선택해야 하나요?	19
8. 필라테스 경험이 없는데 지도자 과정 수업을 듣는데 괜찮을까요?	23
9. 강사가 되기 위해 공부하기 좋은 교재 및 해부학 서적 어떤게 있나요?	24
10. 필라테스 기구 종류가 뭐가 있나요?	25
11. 필라테스 기구의 세부 명칭이 무엇인가요?	33
12. 필라테스 소도구 종류가 뭐가 있나요?	36
13. 필라테스 강사가 사용하는 용어와 병원의 재활 용어가 다른가요?	37
14. 필라테스 강사가 되려면 몸매가 좋아야 하나요?	38
15. 필라테스의 핵심 원리는 무엇인가요?	39
16. 필라테스는 언제부터 하던 운동인가요?	43
2장. 필라테스 강사의 창업과 근무환경	**45**
1. 취업 혹은 이직시, 이력서와 자기소개서는 어떻게 작성해야 할까요?	46
2. 필라테스 강사 취업과 면접 팁	52
3. 필라테스 초보 강사를 위한 티칭 팁	60
4. 수많은 도구 중 어떠한 도구를 골라야 할까?	71
5. 필라테스 구인 구직 사이트가 어디인가요?	80
6. 월급 체계 및 정산의 이해	82
7. 직급 체계의 이해	83
8. 경업금지 조항은 무엇인가요?	84
9. 필라테스 인턴 과정 기간은 얼마나 걸리나요?	85
10. 첫 취업 또는 이직하려고 하는데 좋은 직장을 어떻게 구분할 수 있나요?	86
11. 수업 중 발생한 안전사고의 책임은 누구에게 있나요?	88
12. 프리랜서도 계약서 써야하나?	89
13. 계약서 작성시 주의할 사항은?	90
14. 급여에서 떼어가는 원천세는 어떤 금액이고, 왜 떼어가는 건가요?	92
15. 4대 보험 가입자는 왜 급여가 더 적어지나요?	93
16. 필라테스 스튜디오 창업 하면 얼마 정도를 벌 수 있나요?	95
17. 필라테스 스튜디오 창업 방법	96

18. 오피스텔에 필라테스 창업해도 되나요? 101
19. 창업할 때 자격증이나 협회가 중요한가요? 103

3장. 필라테스 강사들이 궁금해 하는 것? 105

1. 필라테스 강사라는 직업이 유행이 지날까요? 106
2. 국내 vs 국제 자격증 무슨 차이 인가요? 무엇이 더 좋나요? 108
3. 필라테스 지도자 과정 나이 때문에 고민되요? 나이가 중요한가요? 109
4. 필라테스 강사로 생존하기 위해 퍼스널 브랜드화가 필요한가요? 110
5. 기구 필라테스와 소도구 필라테스의 차이점이 뭐에요? 112
6. 온라인 필라테스 강의 사이트 있나요? 113
7. 협회 자격증 취득 후 다른곳에서 일할 경우 자격증 다시 따야되나요? 114
8. 필라테스 강사 경력이나 직급에 따라서 레슨 비용이 다른가요? 115
9. 남자 강사는 인기가 없다는데 경쟁력을 갖출려면 어떻게 해야 하나요? 116
10. PMA-NCPT 자격증이 뭔가요? 117
11. PIBA(필라테스&피트니스 사업자 연맹)는 뭔가요? 118
12. 모던 필라테스 vs 클래식 필라테스 무슨 차이 인가요? 119
13. 필라테스 강사도 세일즈를 해야 하나요? 121
14. 필라테스 전공은 없나요? 122
15. 물리치료과를 갈까 생각중인데 괜찮은 선택일까요? 123
16. 요가랑 필라테스랑 무슨 차이인가요? 124
17. 필라테스에 자이로토닉이 있던데 무엇인가요? 125
18. 처음 레슨을 하러 나가는 강사들이 주의할 것이나 알아야할 것들이 있을까요? 126
19. 필라테스 수업시 지켜야할 매너가 있나요? 127
20. 과거병력이 있는 회원에게 운동 시켜도 되는가? 128
21. 필라테스가 자세교정과 재활에만 좋을까요? 129

4장. 필라테스의 수업 관련 질문 131

1. 필라테스 운동 효과는 언제부터 볼 수 있나요? 132
2. 수업을 주1회, 2회만 해도 효과가 있나요? 133
3. 그룹 레슨 vs 개인 레슨 무슨 특성과 차이가 있을까요? 134
4. 시퀀스 구성을 어떻게 해야 될까요? 135
5. 초보 강사는 수업 연습을 어떻게 해야 될까요? 139
6. 수업시 동작 설명은 어떻게 해야 잘할 수 있을까요? 140
7. 첫 수업이 두려운 초보 강사라면 이를 어떻게 해야 할까요? 143
8. 회원들 수준별 티칭을 어떻게 해야 할까요? 144
9. 새로운 회원이 그룹 수업에 들어왔을 때 어떻게 해야 할까요? 146
10. 이직 후 빠르게 적응 하려면 어떻게 해야 할까요? 147
11. 갑작스런 퇴사 통보, 언제 어떻게 퇴사 요청해야 할까요? 148
12. 퇴사 시 최소한 지켜야 하는 약속과 매너에 대해 알아보자. 149
13. 이유 없는 퇴사 통보 : 부당하고 시 대처를 어떻게 해야 할까요? 150
14. 필라테스 기구의 강도는 어떻게 설정해야 하나요? 152

15. 필라테스의 장점을 고객에게 어떻게 설명해야 할까요?	153
16. 필라테스 강사의 트레이닝 심리학과 동기부여 방법	154
17. 기구 필라테스와 매트 필라테스의 차이는 무엇인가요?	157
18. 말하는 게 어려운데 잘 할 수 있는 방법이 없나요?	158
19. 수업시 동작을 다 보여줘야 하나요?	159
20. 핸즈온을 어떻게 해야 할까요?	160
21. 수업 마무리는 어떻게 해야 할까요?	163
22. 근무 하면서 주의해야 할 부분이 뭐가 있나요?	164
23. 컴플레인이 발생하면 어떻게 대처해야 하나요?	167
24. 텃새와 기 싸움이 심한 경우는 어떻게 대처해야 하나요?	168
25. 수업이 많아 질수록 제 건강이 안 좋아 지는데 어떻게 관리해야 하나요?	169
26. 스케줄 관리는 어떻게 하나요?	171
27. 필라테스 강사의 시간약속 주의사항	172
28. OT 취소 시 어떻게 하나요?	173
29. 개인 레슨 취소 시 어떻게 해야 하나요?	174
30. 인바디 설명을 어떻게 해야 잘 할 수 있을까요?	175
31. 정확한 데이터를 걸러내는 법	177
32. 유산소 운동과 무산소 운동 중 어떤 것부터 해야 하나요?	183
33. 유산소 운동 강도 설정하기 위한 방법들은 무엇이 있나요?	184
34. 효과적으로 운동량을 기록하고 체크할 방법이 무엇인가요?	186

5장. 필라테스의 운동 효과   187

1. 필라테스도 웨이트 처럼 근육이 쉬는 시간을 주어야 하나요?	188
2. 필라테스는 인체에 어떤 변화를 가져올까요?	190
3. 필라테스로 다이어트가 가능 한가요?	192
4. 필라테스 강사도 운동생리학을 공부해야 하나요?	194
5. 힘든것과 아픔의 기준과 그에 따른 대처 방법을 알고 싶어요.	196
6. 필라테스 호흡, 흉곽호흡이 뭐에요?	197
7. 호흡이 잘 안 되는데 어떻게 해야 만들 수 있을까요?	198
8. 운동 선수들은 어떤목적으로 필라테스를 하는 건가요?	199
9. 임산부와 필라테스 임산부도 해도 될까요?	201
10. 임산부 운동의 가이드 라인	203
11. 필라테스가 척추측만증에 도움이 될까요?	204
12. 골프하는 사람들이 필라테스를 많이 하던데 왜 그런거죠?	205
13. 골프 필라테스의 특성과 효과가 무엇인가요?	206
14. 키즈 필라테스는 뭔가요?	207
15. 실버 필라테스는 뭔가요?	208
16. 발레 필라테스은 뭔가요?	209
17. EMS 필라테스는 무엇인가요?	210

맺음말   211

필라테스 강사가 알아야 할 **모든 것**

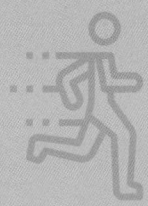
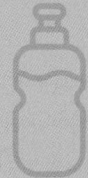
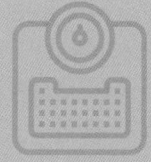

1장
필라테스 강사의 이해
(자질, 자격증, 교육기관, 공부, 교육 등)

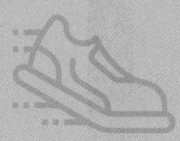
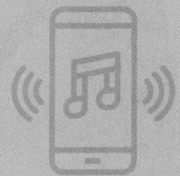

1장. 필라테스 강사의 이해

필라테스 강사라고 하면서 본인에 직업을 설명할 때 어떻게 하고 계신가요?
지금부터 필라테스 강사를 준비하거나 필라테스 강사라면 궁금해하는 점과 알아야 할 모든 것들에 대한 질문과 답을 하나씩 알아보도록 하겠다.

필라테스 강사란 무엇인가?

필라테스 강사란 필라테스(Pilates) 교육 프로그램을 운영하며 교습생에게 운동을 가르치는 사람을 뜻하고, 교육하는 사람을 의미한다. 이러한 필라테스 강사는 세상에서 매력적인 직업이다. 그 이유는 체형분석을 기반으로 통증 부위 및 신체 조성 등을 파악하고 그에 맞는 적절한 운동 프로그램을 권유하고 지도한다. 또한 다양한 필라테스 교육 프로그램을 개발하고 운영하며 폼롤러나, 밴드, 링, 등의 소도구와 기구를 활용하여 각종 필라테스 동작을 시연하고, 호흡, 운동 효과, 자세 등을 설명하고, 가르쳐 주면서 고객의 변화를 끌어내는 사람이기 때문이며, 운동 성과를 평가하고 기록하며 운동 목표를 달성하도록 관리하여 고객의 삶을 바꿔 놓을 수 있기 때문이다.

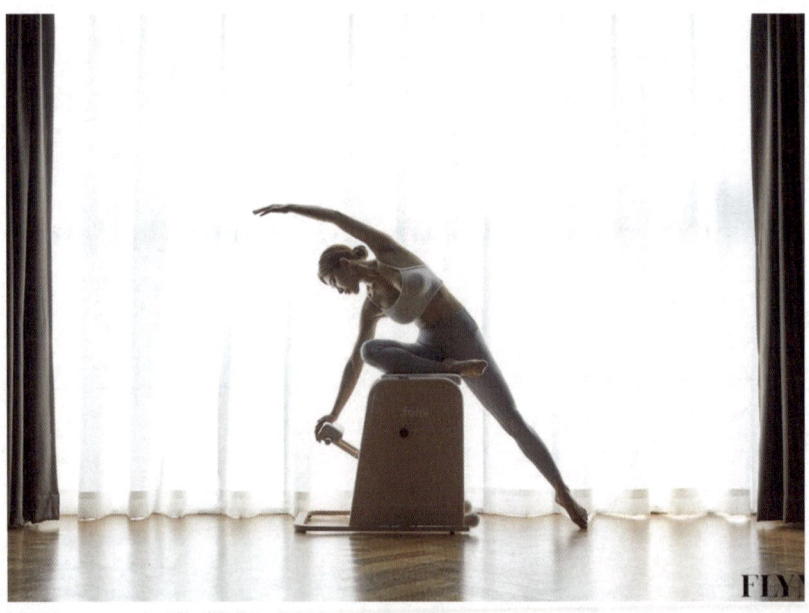

필라테스 강사는 어떠한 성향을 가진 사람에게 적합한가?

필라테스 강사가 가져야 할 자질
1. 가장 기본인 것은 실력 배양이다.

중, 고, 대학생 대상으로 설문조사 결과	성인 대상으로 설문조사 결과
1위 관심을 가져 주는 강사 2위 실력이 있는 강사 3위 칭찬과 격려 및 재미있는 강사	1위 실력이 있는 필라테스 강사 2위 인성과 서비스 마인드 3위 적절한 가격

2. 직업적인 책임감
서비스업으로서 회원을 지도할 수 있는 기본 마인드가 있어야 한다. 인성이나 성격, 직업에 대한 가치관, 말투 등 기본적인 예의범절은, 서비스업에 종사하는 사람이라면 반드시 가져야 할 기본 덕목이다. 강사의 소양으로 표현을 해보면 회원 입장에서 생각을 할 줄 알아야 하는 것이 우선시 될 것 같다. 또한 인사성도 밝아야 하며 표정 관리, 자기관리까지 철저히 해야 하며 시간관념이 정확해야 하며, 시간은 곧 신뢰이면서 강사 본인의 이미지가 되기 때문이다.

3. 근면, 성실
이건 무슨 말이 필요할까! 수업 시간 10분 전에 미리 와서 준비하고, 늘 부지런함이 몸에 배어 있어야 한다. 수업 시간에 인스타, 페이스북을 하는 강사는 수업진행에 있어 무리가 있다.

4. 융합적인 사고방식과 통찰력
고객의 신체적, 심리적, 사회적, 환경적 영향까지 고려해서 최적화된 방법을 함께 고민하고 만들어 줄 수 있어야 하는 통찰력과 통합적 사고방식이 필요하다.

5. 아프지 않고 늘 건강한 몸
회원의 건강을 위해 운동을 지도하는 강사가 "제가 몸이 좀 안 좋아져서요", 이런 소리를 하면서 갑작스러운 퇴사나 수업에 지장을 주는 필라테스 강사가 되어서는 안되기 때문에 항상 본인의 건강 관리 또한 철저하게 해야 한다.

필라테스 강사가 갖추어야 할 자질 중 무엇이 가장 중요할까요?

첫 번째로 '전문성'이다. 고객이 강사에게 운동을 배우는 이유는 간단하다.
바로 '몸의 변화' 이다. 강사들이 증가하고 많은 국민들이 필라테스 레슨을 받기 시작하면서 고객들이 요구하는 신체의 변화는 매우 구체적으로 바뀌고 있다. 5년 전 필라테스 시장에서 고객의 요구는 단순 다이어트, 체형 교정이었다면 근래에는 거북목 교정, 디스크 완화, 산전 필라테스, 시니어 필라테스, 골프 필라테스와 같은 구체적인 요구를 하고 있다. 그러므로 고객들의 구체적인 요구를 만족시키기 위해서는 전문성이 반드시 필요하며 단순 필라테스 동작만 지도하는 것이 아니라 해부학, 생리학, 영양학, 트레이닝방법론, 체력 측정과 자세평가나 움직임 분석과 같은 다양한 접근법 방법이 필요해 졌다.

두 번째로 '공감 능력' 이다. 고객들이 항상 열의에 가득하여 우리에게 레슨받는 것은 사실상 불가능에 가깝다. 업무에 치여 피곤하기도 하고 우울하기도 하며 때로는 운동을 하기가 죽을 만큼 싫어할 때도 있다. 이때 공감 능력을 발휘하여 고객의 심리 상태에 맞추어 다양한 방향으로 접근하는 것이 필요하다. 때로는 단호하게 때로는 부드럽게 고객을 응대하여 고객이 운동할 수 있는 마음 상태가 될 수 있도록 격려해야 한다. 공감 능력이 부족한 경우 고객의 상태에 맞추어 운동 지도를 하는 것이 아닌 강사의 마음 상태에 따라 지도하게 되므로 고객의 불만이 쌓일 수밖에 없으며 목표를 성취하거나 오랜 시간 함께 하기가 어려워진다. 실력이 우수 하더라도 공감 능력이 부족한 강사는 고객에게 외면당할 확률이 높다. 그러므로 수업을 시작하기 전 고객의 컨디션을 묻고 그에 따라 대응하는 것이 아주 중요하다.

필라테스 강사가 되려면 어떻게 해야 하나요?

필라테스 강사는 필라테스라는 운동을 지도하는 직업을 뜻한다. 물론 단순히 자격증을 취득한 강사들이라고 생각할 수도 있다. 하지만, 전문 강사로서 티칭이 불가능한 사람들도 자격증을 가지고 있는 경우도 허다하다. 현장에서 운동 전문가로서 필라테스 강사가 되기 위해서 필요한 것은 자격증은 기본이고 제대로 된 역량을 갖추었느냐가 중요하다.

국내에서는 아직 국가 공인 필라테스 자격증은 없다. 이는 해외 또한 마찬가지로 나라마다 좀 다르지만, 자격증을 발급하는 교육 기관들이 무수히 많고, 교육 내용이나 규정지은 이론과 내용 및 용어들도 천차만별이다. 표준화되지 못하였기 때문에 많은 오류들이 발생하여 예비 강사들이 제대로 된 역량을 갖추지 못한 채 현장으로 내몰리고 있다. 특히 속성 교육이라는 명목하에 진행되는 단기 교육과정을 수료한 강사들이 많이 배출되고, 제대로 배우지 못한 상태에서 서로 소통할 수 없는 상황에 직면하면서 티칭에 대한 스트레스와 여러 상황에 직면해 문제가 더욱더 커지고 있다. 수많은 초보 강사들이 일반 면접과 실기 면접에서 제대로 준비하지 못하였기 때문에 번번이 떨어지고 이 상황 속에서 시작하기도 전에 자신감을 상실해 그만두는 경우도 빈번하다.

실제 10명이 지도자 과정을 수료하고 취업이라는 벽과 티칭 문제로 받은 스트레스로 비싼 교육비를 지불하고 시간과 노력을 투자했음에도 불구하고 포기한다. 그렇기 때문에 이 책에서 전달하고자 하는 것은 기존에 출간하였던 1편 "선수 트레이너가 알아야 할 모든 것" 과 2편 "트레이너가 알아야 할 모든 것 " 에 이어 3편으로 "필라테스 강사가 알아야 할 모든 것 " 은 필라테스 강사가 되기를 희망한다면 반듯이 알고 갖추어야 할 것들이 무엇이 있는지 인지하고 준비하는 데 도움이 되고자 실제 현업에 종사하는 필라테스 강사, 원장, 대표, 교수, 교육 강사 등이 모여 함께 준비한 내용이다.

1) 필라테스 동작 수행 능력

· 회원들을 대상으로 정확한 자세와 동작을 보여줄 수 있는지가 중요하다. 사람들에겐 동작을 보고 흉내 내는 '미러링'이라는 본능적인 기능이 있어서 단순한 언어적 설명보다는 정확한 시범을 보여주고 따라 하게 하는 것이 기본적이고 효과적인 티칭 방법의 핵심이다. 하지만, 내가 잘하는 것과 잘 가르치는 것이 다른 영역이라는 것을 명심해야 한다.

2) 상담, 스피치 능력

· 아무리 잘 알고 있는 강사라고 하더라도 제대로 된 전달력이 없다면, 고객에게 신뢰를 줄 수 없다. 초보 강사뿐만 아니라 공부를 열심히 했다는 강사들도 많이 하는 실수가 회원들이 잘 알지 못하는 해부학 용어나 운동 관련 전문 용어를 설명이나 비유 없이 자신의 지식을 자랑하듯이 얘기하는 것인데 이를 "지식인의 저주 " 라고 부른다. 예를 들면 전문 지식 100을 알고 있지만, 전달과정에서 10만 전달하는 A강사와 20밖에 모르지만, 20을 전달할 수 있는 B강사가 있다면 회원 입장에서는 B강사를 신뢰할 수밖에 없다. 이러한 신뢰를 바탕으로 고객의 몸을 변화시키는 것 또한 강사의 핵심 능력이다. 또한 최근 필라테스 센터가 우후죽순 생겨나며 더 이상 5년 전처럼 '필라테스'라는 것만 보고 등록하는 회원은 없다고 봐도 무방하다. 회원이 센터에 방문했을 때 가지고 있는 정보를 명확하게 전달하여 상담을 진행하는 것도 필라테스 강사로서 반드시 갖추어야 할 역량이다.

3) 고객의 신체 상태에 대한 평가 능력

· 사람의 몸이 기계처럼 획일화되어 있다면 좋겠지만, 아쉽게도 회원들의 신체 상태는 개개인별로 모두 다르다. 정확한 평가를 통해 고객의 몸을 명확히 알아야 제대로 된 필라테스의 효과를 전달할 수 있다. 지도자 과정에서 배운 매뉴얼 대로만 지도할 경우 다양한 체형을 가진 고객들의 요구에 맞춰 제대로 된 필라테스의 운동 효과를 주기가 어렵다. 그러므로 다양한 평가법을 통해 고객을 정확하게 평가하고 문제 있는 근육, 약화된 근육, 과활성화된 근육 등을 파악하여 평가를 기반으로 체력과 운동수행력을 고려해서 프로그램의 시퀀스를 지도해야 한다.

4) 움직임 원리와 동작에 대한 분석 능력

· 이 필라테스 동작이 어떤 근육을 주로 강화시킬 수 있는지, 협력근과 길항근은 무엇인지, 어떤 근육이 수축하는지, 그로 인해 어떠한 효과를 얻을 수 있는지 등 명확한 이해가 필요하다. 이유 없는 운동이 아닌 고객에게 필요한 정확한 운동법을 적용해야만 바른 체형과 운동 효과를 얻을 수 있다.

5) 동작에 대한 응용 능력

· 기본 동작을 모든 고객이 잘 수행할 수 있다면 좋겠지만, 수행이 불가능한 고객들이 있다. 이런 경우 무한 반복을 통한 연습이 오히려 독이 되는 경우가 있음으로 주의해야한다. 아직 익숙지 않아 못하는 것인지 머리는 알지만, 다른 이유에 의해 수행하지 못하는 것인지 구분해야 할 필요가 있다. 대부분의 고객이 머리론 알지만, 동작을 수행하지 못하는 이유는 크게 3가지로 나뉜다.

- ▶ 근력과 유연성의 부족 경우: 낮은 난이도의 프랩(prep) 동작을 수행 시켜 단계적으로 증진 시킬 수 있어야 한다.
- ▶ 단축된 근육을 가진 고객의 경우: 스트레칭을 추가하고 동작을 프랩으로 중재한 후 동작 수행을 시켜야 한다.
- ▶ 통증이나 제한된 문제를 가진 경우: 근막 이완이나 통증이 발생하지 않는 동작으로 변형하여 시켜야 한다.

위의 사항을 고려하여 프랩을 시키기 위해서는 다른 누군가가 알려주는 프랩이 아닌, 담당 강사가 고객의 몸 상태에 맞춰 난이도를 조절하고, 높이는 동작으로 바꿔줄 수 있는 응용 능력이 매우 중요하다.

6) 대상자에 따른 적용 능력

· 고객의 연령(유소년, 성인, 노인)이나 성별(남/여), 체형과 신장, 체력상태(저체력자), 운동 경험(경력), 임신과 출산 및 질병 유무 등에 따라 필요한 핵심 동작들은 모두 다르기 때문에 어떠한 동작을 적용해야 높은 운동 효과를 볼 수 있는지 각각의 특성을 이해하는 것이 중요하다. 남자와 여자의 신체적인 구조의 차이와 어린이와 노인의 성장발달과정과 연령의 변화와 노화에 따른 몸의 변화, 임신과 출산으로 인해 바뀐 체형 등을 정확히 숙지해야하고, 이를 바로 잡기 위해서 어떻게 기존 동작을 대상에게 맞게 적용할 것인지에 관한 공부가 필요하다.

위의 6가지 능력은 필라테스 강사로서 아주 기본적이고 핵심적인 필수조건이다.
스스로 어떠한 부분이 부족한지 생각해 보고 부족한 부분을 보완하고 강점인 부분을 발전 시켜 나간다면 회원들에게 인정받는 훌륭한 필라테스 강사가 될 수 있다.

필라테스 강사의 현실과 미래

필라테스 강사의 비전
1. 필라테스 강사는 1인 기업과 같다.
2. 노력 여하에 따라 20대에도 연봉 5천 이상과 억대 연봉의 고수익이 가능한 업종이다.
3. 레슨 이외의 활동으로 사이드 수입(강의, 교육, 책, 모델 등)이 가능하다.
4. 방송 출연, 잡지 기고, 강사 활동, 책 쓰기, 파워 블로거, 대회 경력 등으로 다양한 경로로 브랜딩을 할 수가 있다.
5. 필라테스 스튜디오, 문화센터, 평생교육원 등 다양한 경로의 취업과 창업이 가능하다.
6. 아직 개척되지 않은 온라인 수업과 틈새시장이 무궁무진하다.
7. 소자본으로 창업 할 수 있다. (1인 샵, 공유 센터, 대관)

> 필라테스 강사는 고객의 목표 달성을 위한 가이드라인을 설정하고, 도달 할 수 있게 이끌어 주는 역할을 하는 중요한 업무를 수행하는 직업으로 지구상에 존재하는 그 어떤 직업보다 최고의 직업이라 생각하는 것이며, 아무리 4차 혁명 시대라고 한들 기계가 인간의 정교한 부분까지는 컨트롤할 수 없을 거로 생각한다. 고령화 사회가 되는 건 확실하고 지금부터 준비해야 하는데 실버타운에도 이제 운동 전문가는 필수적이며, 고령 친화센터에서도 실버 필라테스가 도입되고 병원 운동 치료실에도 필라테스 기구가 다 들어간 게 현실이고 찾아가는 홈 필라테스와 가정용 필라테스 기구의 등장으로 더 많은 보급이 될 것으로 보이기 때문에 더욱더 이 직업은 주목받을 거라고 확신한다. 하지만, 그만큼 전문가가 되기 위해 공부도 해야 하고 준비해야 하는 것이 많이 있다. 또한, 웨어러블 디바이스의 발달로 실시간 심박수 및 운동량, 산소 포화도, 운동 횟수 등까지도 다 카운터를 해주는 장비의 발달을 하였기 때문에 이제는 이러한 단순 업무가 필요가 없어졌고, 체형을 분석하고 평가하고 그에 맞는 운동 프로그램을 기획하고, 종합적인 플랜을 짜주고 진행하는데 컨설팅을 해주는 조언자 역할이 강조되고 있다. 그리고 각자의 특성화된 부분을 갖추어야만 경쟁력 있는 필라테스 강사로서 치열한 경쟁 사회 속에서 살아남을 수 있다.

필라테스 강사가 필요한 덕목과 역량은 무엇이 있을까?

C.P.R 즉, (Credibility 신뢰성, Professional 전문성, Respect 존중과 존경) 이다.

이외에도 아래와 같은 덕목과 역량들이 필요하다.	
• 마음을 읽는 눈 • 경청할 수 있는 귀 • 따뜻한 손 • 건강한 심신 • 상담 및 세일즈 능력 • 운동학습 및 제어 방법 • 리더십 & 동기부여 • 코치 & 멘토링 • 융합적인 사고방식 • 위기 & 상황 대처능력	• 운동 능력 • 교감 & 신뢰 형성 능력 • 프리젠테이션 스킬 • 직업윤리 및 법적 책임 • 의사소통 & 설득 능력 • 언어적 & 비언어적 표현력 • 시사 상식 & 전문지식 • 유머 & 위트 • 솔선수범 & 성실 • 지성 & 인성 & 진정성

필라테스 강사는 경력이 실력이다? 아니다. 노력과 전문성이 있어야만 운동 전문가이다. 아마추어(Amateur)는 예술이나 스포츠, 기술 따위를 취미로 삼아 즐겨 하는 사람을 뜻하고, 전문가(Professional)는 어떠한 일을 전문으로 하거나 전문 지식이나 기술을 가진 사람을 뜻한다. 그렇다면 필라테스 강사로서 운동 전문가가 되려면 필수적으로 갖추어야 할 요소가 무엇일까?

Personal Resource	Process (Manual)	Performance (Talent)
• 철학 • 공부 • 지식 • 운동 • 경험	• 체계 • 구성 • 내용 • 순서 • 진행	• 연출력 • 기획력 • 순발력 • 연기력 • 표현력

필라테스 자격증 교육기관을 어떤 기준으로 선택해야 하나요?

최근 필라테스에 대한 인기가 높아지고 강사에 대한 수요가 늘어나게 됨에 따라 단기 속성 자격증 취득을 미끼로 내세운 저품질 필라테스 자격증 교육기관이 생겨나고 있다. 저품질 교육기관에서 취득한 자격증은 제대로된 교육을 받지 못하고 취업 연계에 대한 어려움을 겪을 뿐만 아니라, 지도자가 갖추어야 할 필수적인 지식과 기술 또한 학습할 수 없다. 이는 결국 지속된 취업 실패와 한계에 부딪히게 한다. 현재 많은 강사들이 제대로 된 교육기관을 찾아 재교육을 받게 되는 경우가 빈번하다. 이러한 물질적, 정신적 손해와 손실을 방지하기 위해서 아래의 내용을 참고하여 선택하길 권한다.

실제 채용 시 어디에서 교육을 받았는지, 어떤 자격증을 취득했는지 크게 중요하지 않다. 자격증의 명칭이나 협회의 크기, 자격증이나 수료증의 개수, 얼마나 오래되었는지, 국제인지 국내인지 이런 표면적인 것을 맹신하는 것은 위험하다. 교육 내용은 어떻게 구성되었는지, 교육 시간이 얼마나 되는지 (실제 강의 시간 기준, 연습 시간도 강의 시간에 포함시키는 곳이 많이 있다), 예습이나, 복습을 위한 공간이 제공되는지, 자격 검정 과정은 어떻게 이루어지는지, 그룹이나 개인 티칭 연습을 얼마나 하는지, 자격증 취득 이후 취업은 어떻게 할 수 있는지, 취업률은 얼마나 되는지 확인해보는 것이 필요하다.

<교육기관을 선택할 때 기준이 되는 요소들>

첫째, 정식 교육 인가 단체인가?
대부분 스튜디오를 운영하며 부업으로 교육을 진행하는 경우가 많다. 교육을 진행하기 위해선 교육청에 정식 허가 후 진행이 가능하지만, 대부분 이러한 교육 승인을 받기 위해선 스튜디오가 아닌 별도의 정식 교육 장소가 필요하고, 그 절차 또한 까다롭기 때문에 대부분 무허가 교육이 진행되고 있는 실정이다. 반드시 교육청 정식 허가를 받았는지 알아볼 필요가 있다(교육업 허가증을 보여달라고 요구하면 된다).

이러한 학원들은 무허가기 때문에 책임감도 결여 되어있고, 소비자들은 학원법에 의해 보호받을 수도 없다. 이러한 문제가 결국 분쟁으로 이어질 수 있기 때문에 반드시 정확한 확인이 필요하다. 또한, 자격증과 수료증은 다르기 때문에 개념을 이해하고 있어야 한다. 자격증은 한국직업능력개발원에 민간자격 등록이 되어 있어야 하고 수료증은 자유롭게 제작하여 배포할 수 있다(한국직업능력개발원에서 기관명을 검색하면 누구나 확인이 가능하다).

필라테스 자격증은 국가 공인자격증은 없다. 하지만, 최소한의 기준인 민간자격등록 조차 하지 않은 곳은 신뢰할 수 없다.

둘째, 역사와 전통
어떤 조직이든 역사가 깊고 전통이 잘 계승되어 있으면 그 안에 담고 있는 가치의 크기와 깊이는 다를 수밖에 없다. 특히 새로운 분야를 개척하고 오랜 기간 동안 선두의 자리를 지켜온 조직은 조직원들 한 사람 한 사람의 능력이 뛰어날 뿐만 아니라 자긍심과 책임감 등 리더쉽을 지니고 있다. 필라테스 분야도 마찬가지이다. 오랜 시간이 흘러도 책임감을 가지고 필라테스 업계와 종사자, 고객을 지킬 교육기관을 선택하는 것이 중요하다. 필라테스 시장을 개척하고 오랜 기간 동안 필라테스 업계를 선도해온 교육기관을 선택하여 필라테스가 지닌 진정한 가치와 철학을 배우고 평생 동안 필라테스 강사로서 살아갈 자긍심과 능력을 갖추어야 한다.

셋째, 조직의 규모
취업 교육을 담당하는 교육기관은 질 높은 교육이 중요하지만, 교육 후에 좋은 직장에 취업을 하고 평생 직업이 되도록 돕는 것 또한 매우 중요하다. 수료생들이 사회에 진출하는 것을 돕기 위해서는 해당 교육기관이 직접 관할하는 조직의 규모가 크면 클수록 유리하다. 그래야 수료생들이 다양한 지역과 다양한 직종을 선택할 수 있는 기회가 마련되기 때문이다.

넷째, 교육과정의 완성도
필라테스 강사들이 꼭 알아야 할 지식과 기술을 잘 짜여진 커리큘럼과 체계적인 절차를 통해 지도해야한다. 이를 위해 서는 아래와 같이 교과 과목이 필요하다.

1. 기초 해부학 2. 근육학과 통증 3. 개인 레슨 지도 실습 4. 그룹 레슨 지도 실습 5. 케이스별 솔루션 심화 과정 6. 다양한 동작의 베리에이션 & 모디피케이션 실습 7. 기구별 맞춤 시퀀스 구성법

위의 항목은 필라테스 강사가 반드시 알아야 할 필수적인 내용들을 포함하고 있음으로 단 한 가지 과정이라도 소홀히 하거나 건너뛸 수 없는 부분이므로 협회 선택시 참고해야 한다.

다섯째, 교재의 경쟁력과 품질
최근 우후죽순으로 생겨난 저품질의 필라테스 교육기관들은 다른 교육기관들의 교재를 복제하여 사용하는 경우가 많다. 자체적으로 교재를 개발할 수 있는 능력을 갖추고 있지 못하기 때문이며, 오랜 전통의 다른기관이나 외국 기관의 교재들을 짜깁기하여 무단으로 사용하고 있는 경우가 매우 흔하다. 이러한 경우 교재를 잘 보여주지 않으며 외부로 노출되는 것을 극심히 꺼리는 경향이 있다. 따라서 교육기관을 선택할 때 자체적으로 개발한 교재인지 그 외에도 다른 심화 과정 도서나 논문에 참가하여 지속적인 연구를 하고 있는지를 확인해야 한다.

여섯째, 교육 강사의 실력
자격증을 취득하기 위해 교육을 받다 보면 실제 교육을 담당하고 있는 교육 강사들의 실력이 교육의 품질을 좌우한다. 따라서 교육강사들이 전문가라고 할 만한 경력과 실력을 보유하고 있는지 잘 따져보아야 한다. 선택하고자 하는 교육기관의 강사들이 현장에서의 필라테스 경력이 풍부할 뿐만 아니라 스포츠 분야, 의료 분야, 경영 분야 등 경험이 풍부하고 실제 교육의 경험이 많은 다양한 교육 강사를 보유하고 있는지 알아보아야 한다.

일곱째, 자격증 발급수
오랫동안 필라테스를 지도해온 강사가 직접 제자를 발굴하여 가르치는 도제 방식의 수업을 하여 연간 얼마 안 되는 사람을 필라테스 강사로 배출하는 곳이 있는가 하면, 수강료를 낮추기 위해 1개 클래스에 20-30명의 수강생을 몰아놓고 단기간에 자격증을 주면서 많은 수의 강사를 배출하는 필라테스 교육기관도 있다.
어떤 방식이 가장 좋은 방법인가를 판단하는 기준은 사람마다 다르겠지만, 선생님 1명이 교육할 수 있는 적정한 규모의 학생 수는 무척 중요한 기준이다. 대체로 10명 내외로 구성된 적정한 학생 수로 반을 구성할 경우 집중도가 높아져 교육내용을 충분히 숙지할 수 있다.

여덟째, 자격 취득 후 고등교육 지속 실시
필라테스 자격증을 따는 것이 끝이 아닌 시작이다. 필라테스 메소드는 매년 발전되며 좋은 필라테스 강사는 새로운 필라테스 메소드를 지속적으로 공부하고 연구해야한다. 이러한 강사들을 지속적으로 교육하기 위해서 교육기관은 지도자 자격증을 발급하는 데 그치지 않고 강사의 전문성을 성장시키기 위한 고등교육을 끊임없이 개발하고 실시해야 한다. 따라서 자격증 교육기관을 선택할 때 해당 교육기관이 자격증을 취득한 전문 강사들을 위한 고등교육을 실시하고 있는지, 얼마나 많은 과정을 체계적으로 운영하고 있는지 확인해야 한다.

필라테스 경험이 없는데 지도자 과정 수업을 들을 때 괜찮을까요?

최근 인기있는 직업 리스트를 보면 필라테스 강사가 상위 랭크에 있는 것을 흔히 볼 수 있다. 인기가 있는 만큼 타 직종에서 이직하는 경우가 10에 9는 된다. 필라테스를 선택한 이유에 대해서는 여러가지가 있겠지만, 자신의 건강을 위해 선택했던 운동을 좀 더 잘하고 싶고, 필라테스가 좋아서의 이유를 흔하게 볼 수 있다. 모든 업이 그렇듯 처음엔 모든 어려운법이다 하지만, 우리가 준비해야 할 사항들을 지도자 과정 수업 시간에 배운다고 생각하고 잘 익히면 못할 것도 없을 것이다.

< 지도자 과정에서 우리가 학습해야 할 요소들 >

▶ 해부학적인 용어
▶ 동작의 정확한 명칭
▶ 이 동작을 언제 해야 하는지

1. 해부학적인 용어
어떤 학문이든 처음 배울 때는 그 학문을 이야기할 수 있는 언어가 존재하듯 해부학적인 용어는 그런 역할을 한다고 생각한다. 다소 생소하고 한 번에 외우기가 쉽진않겠지만, 적어도 이 필라테스라는 종목을 이해하기 위해서는 해부학은 필수 학문이다. 저자도 마찬가지로 해부학이라는 학문을 익히기 위해 아직도 공부를 하는 것처럼 지도자 과정을 배울 때는 꼭 암기하고 익혀야 할 필수 요소의 항목이다.

2. 동작의 정확한 명칭
누구나 이름을 갖고 있듯이, 필라테스 동작 하나하나에도 이름이 존재한다. 동작의 이름은 필라테스를 먼저 경험한 수강생의 경우 용어와 동작을 접해보았기 때문에 상대적으로 수월하게 지도자 과정을 수료할 수 있다. 그렇다고 해서 필라테스 경험이 없는 수강생이 지도자 과정을 포기할 정도로 어려워하거나 힘들어하지는 않지만, 미리 필라테스를 개인과 그룹 수업 모두를 경험해 보기를 권장한다.

3. 각 동작들의 운동목적
왜 이 동작을 어떠한 목적으로 적용을 하는지 문진과 정적 자세 평가 및 움직임 분석을 통해 문제점을 찾아내서 고객이 이해하기 쉽게 이유와 원인을 설명하고, 효과적인 방법을 제시하며, 올바른 운동 방향을 설정하고, 정확한 트레이닝을 진행하기 위한 학습이 필요하다.

필라테스 강사가 알아야 할 모든 것

강사가 되기 위해 공부하기 좋은 교재 및 해부학 서적 어떤게 있나요?

서적을 선택할 때 가장 중요한 부분은 독자의 수준에 맞는 책을 고르는 것이다.
초보 강사를 기준으로 필라테스 서적을 선택할 때 중요한 것은 다음과 같다.

▶ 필라테스 용어 정리가 잘 되어 있는지
▶ 동작에 대한 설명이 구체적인지
▶ 동작의 목적과 타겟 머슬에 대한 언급이 있는지
▶ 동작을 쉽게 티칭할 수 있는 큐잉과 팁이 있는지
▶ 이해하기 쉬운 그림체인가
▶ 내용을 간결하게 전달했는가
▶ 용어에 대한 설명이 있는지

서적을 선택할 때는 서점에서 본인이 직접 눈으로 확인하고 이해할 수 있는 내용인지 확인하는 것이 필요하다. 주변 지인에게 추천을 받아 구매할 경우 이해하기 어려워 되려 공부에 대한 흥미를 잃을 수도 있다. 이제 시작하는 초보 강사라면 쉽게 이해하고 볼 수 있는 '필라테스 지도자와 교습생을 위한 교과서(매트, 리포머, CCB)' 시리즈와 '해부학 쉽게 공부하기, 근육학 쉽게 공부하기'를 추천한다.

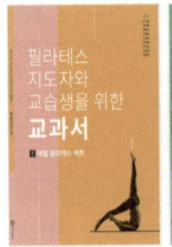 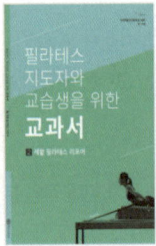 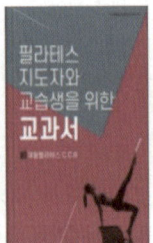 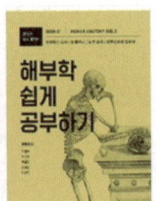 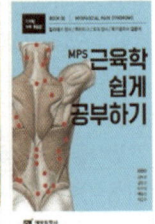

필라테스 기구 종류가 뭐가 있나요?

필라테스 강사를 준비한다면 수많은 종류의 낯선 기구들을 접하게 될 수 있기 때문에 간단한 사진과 기구 명칭에 대해 알려드리고자 한다.

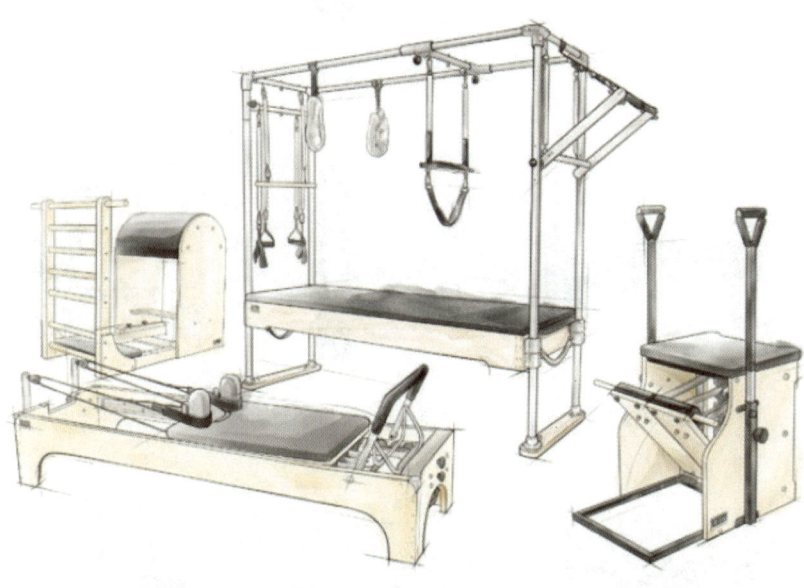

필라테스 기구는 그 종류도 과거에 비해 너무 많아졌고 다양한 응용 제품과 콤비 제품들의 탄생으로 경력직 강사들조차 잘 모르는 경우가 많아 전부를 다룰 수는 없겠지만, 다양한 제품들에 대해 알려 드리도록 하겠다.

필라테스 강사가 알아야 할 모든 것

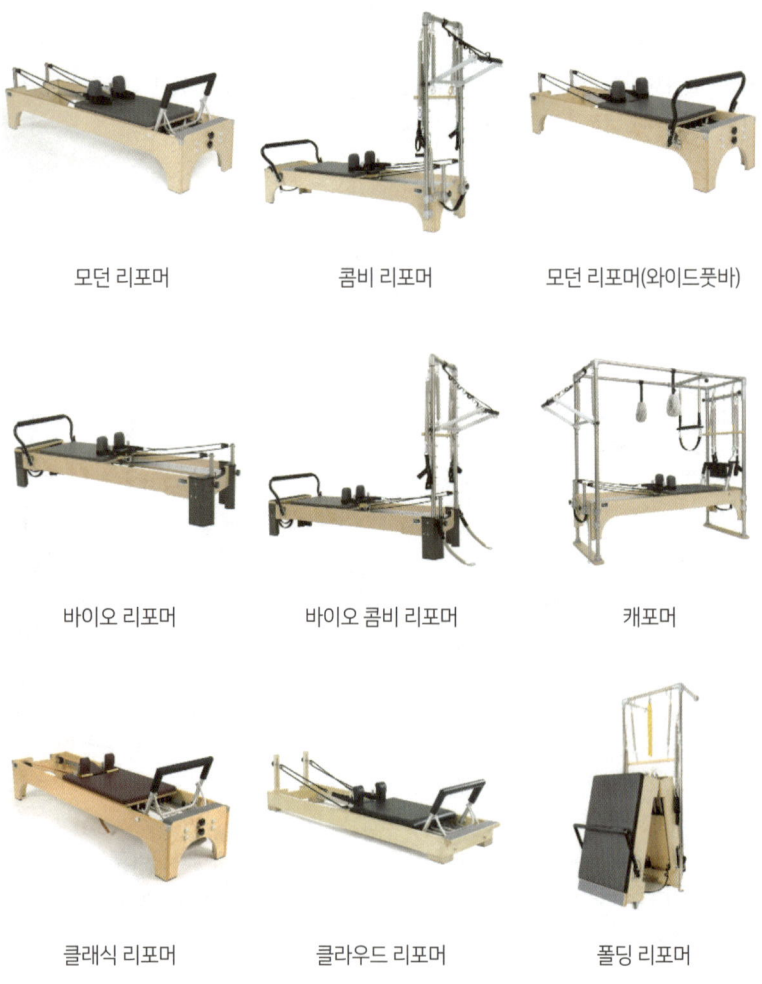

모던 리포머	콤비 리포머	모던 리포머(와이드풋바)
바이오 리포머	바이오 콤비 리포머	캐포머
클래식 리포머	클라우드 리포머	폴딩 리포머

'리포머'라고 불리는 기구만 해도 이렇게 종류가 9종 이상이 있으며 다양한 회사에서 콤비나 특정 부분을 개량해서 나오는 다양한 제품이 있기 때문에 강사라면 이러한 기구들에 특성과 차이점을 이해하는 것 또한 필요하다.

PILATES TEACHER

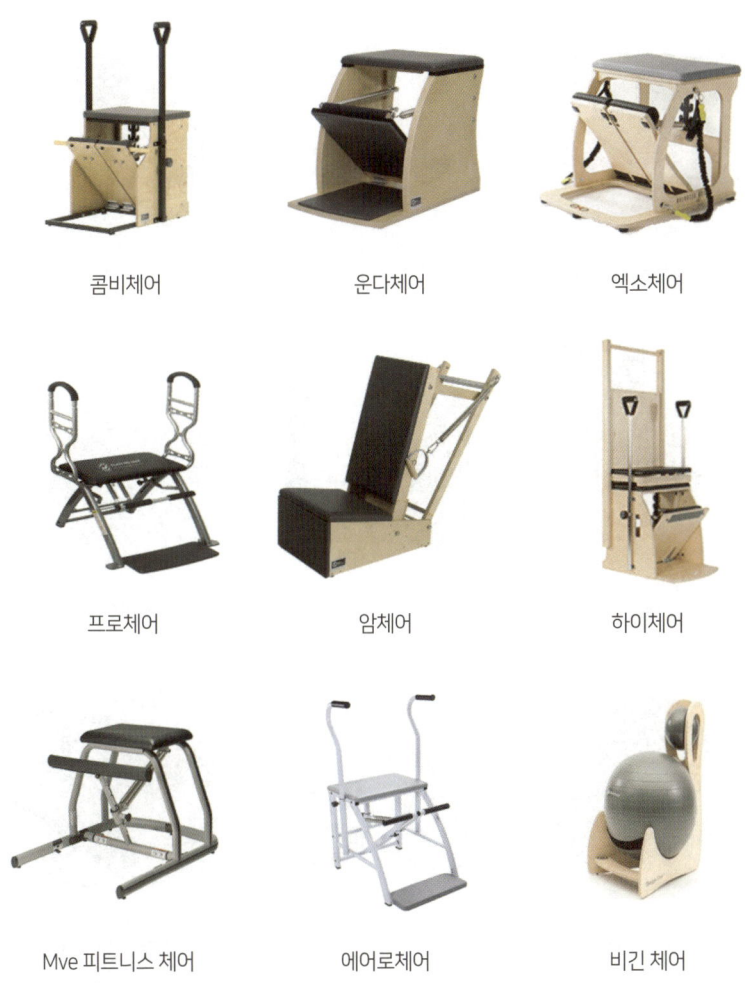

콤비체어	운다체어	엑소체어
프로체어	암체어	하이체어
Mve 피트니스 체어	에어로체어	비긴 체어

'체어'라고 불리는 기구도 클래식에서 사용하던 것부터 콤비 제품과 피트니스용으로 프레임이 다양화되고, 짐볼을 활용하는 비긴 체어와 뒤에 소개할 바렐과 듀얼 기능이 있는 제품까지 수많은 종류가 시중에서 활용되고 있다.

필라테스 강사가 알아야 할 모든 것

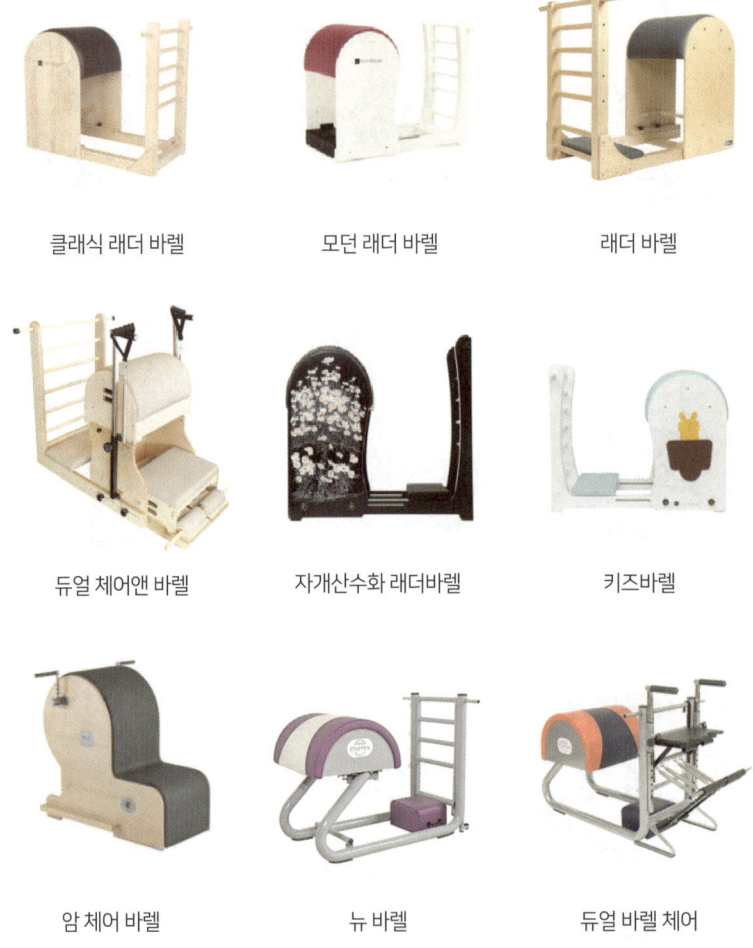

클래식 래더 바렐   모던 래더 바렐   래더 바렐

듀얼 체어앤 바렐   자개산수화 래더바렐   키즈바렐

암 체어 바렐   뉴 바렐   듀얼 바렐 체어

'바렐' 또는 '래더 바렐' 이라고 불리는 기구도 클래식에서 사용하던 것부터 피트니스용으로 프레임이 다양화되고, 키즈 전용 작은 사이즈의 기구와 화려한 자개를 활용한 제품 및 체어 기능이 함께 되는 듀얼 기능이 있는 제품까지 수많은 종류가 시중에서 활용되고 있다.

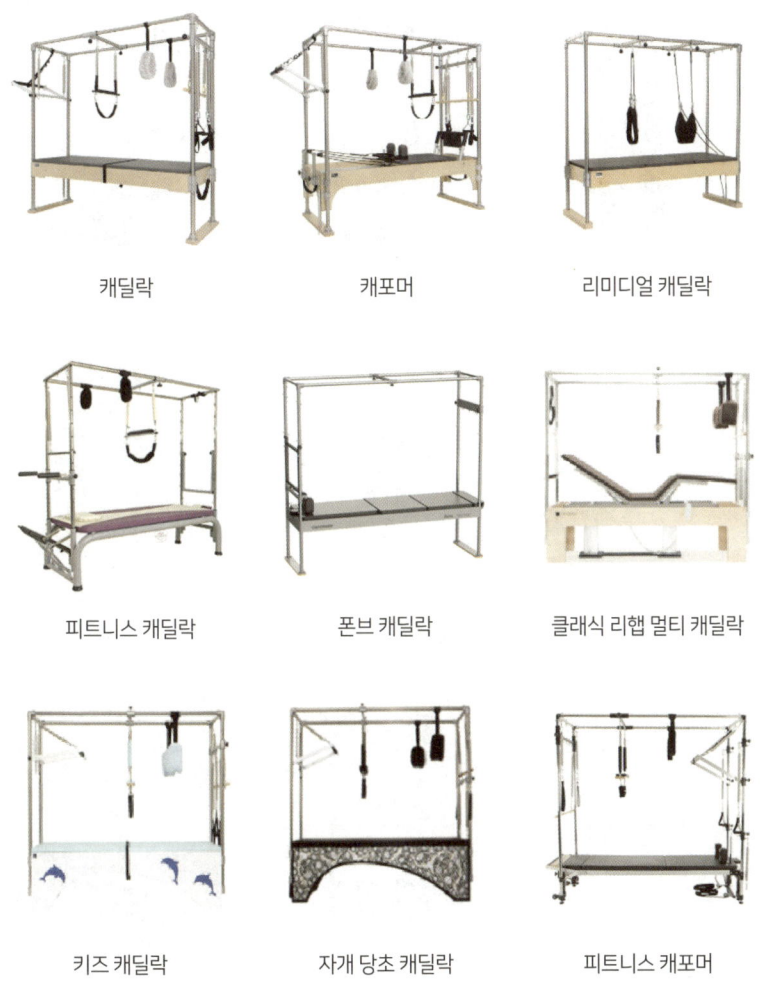

캐딜락 캐포머 리미디얼 캐딜락

피트니스 캐딜락 폰브 캐딜락 클래식 리햅 멀티 캐딜락

키즈 캐딜락 자개 당초 캐딜락 피트니스 캐포머

'캐딜락'이라고 불리는 기구도 클래식에서 사용하던 것부터 피트니스용으로 프레임이 다양화되고, 키즈 전용 작은 사이즈의 기구와 화려한 자개를 활용한 제품 및 리포머 기능이 섞인 캐포머와 체어 기능이 함께 되는 듀얼 기능이 있는 제품까지 수많은 종류가 시중에서 활용되고 있다.

필라테스 강사가 알아야 할 모든 것

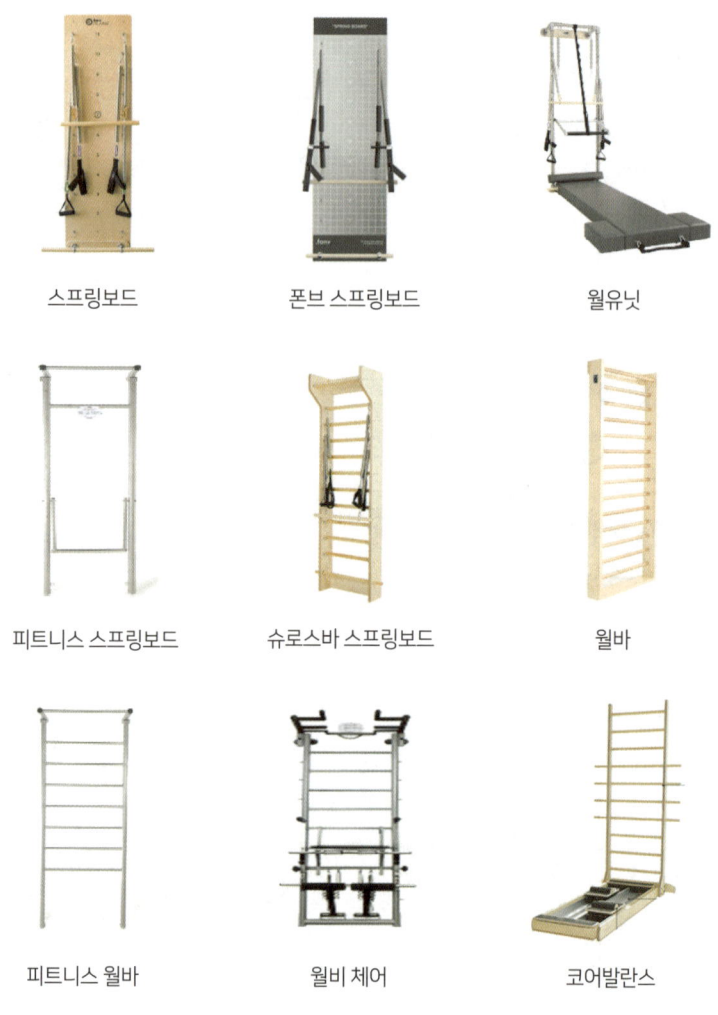

'스프링보드'와 '월바'라고 불리는 기구도 다양한 형태로 변형되어 두 가지를 합친 제품 부터, 월바에 체어와 레일을 추가 하거나, 바닥을 추가 하기도 하고, 가운데 거울을 추가한 제품 까지 수많은 종류가 시중에서 활용되고 있다.

PILATES TEACHER

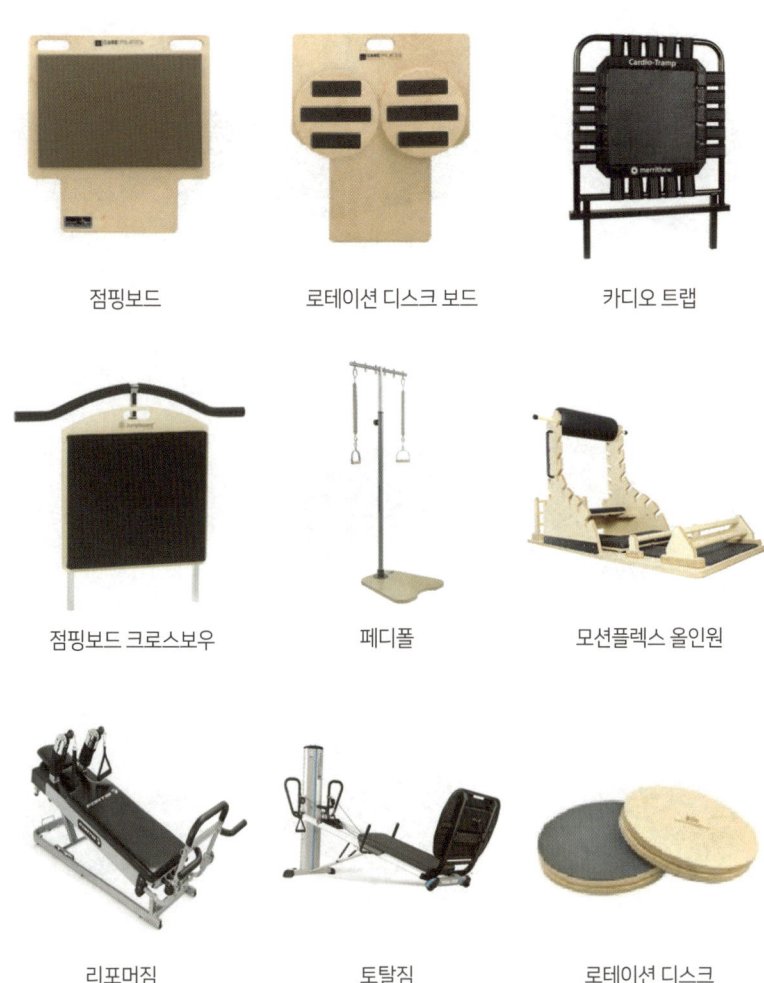

점핑보드   로테이션 디스크 보드   카디오 트랩

점핑보드 크로스보우   페디폴   모션플렉스 올인원

리포머짐   토탈짐   로테이션 디스크

'점핑보드'를 기본으로 로테이션 디스크를 추가하거나, 트램펄린을 형태로 만들어 더 점프를 수월하게 하기도 하고 손잡이를 단 제품 또한 있다. 이 외에도 페디폴과 같은 클래식 기구도 있으며, 다양한 현대에 아이디어를 도입해서 만든 올인원 제품이나, 리포머짐, 토탈짐과 같은 형태의 기구들 또한 필라테스의 원리를 활용할 수 있게 만든 기구들이라고 할 수 있다.

필라테스 강사가 알아야 할 모든 것

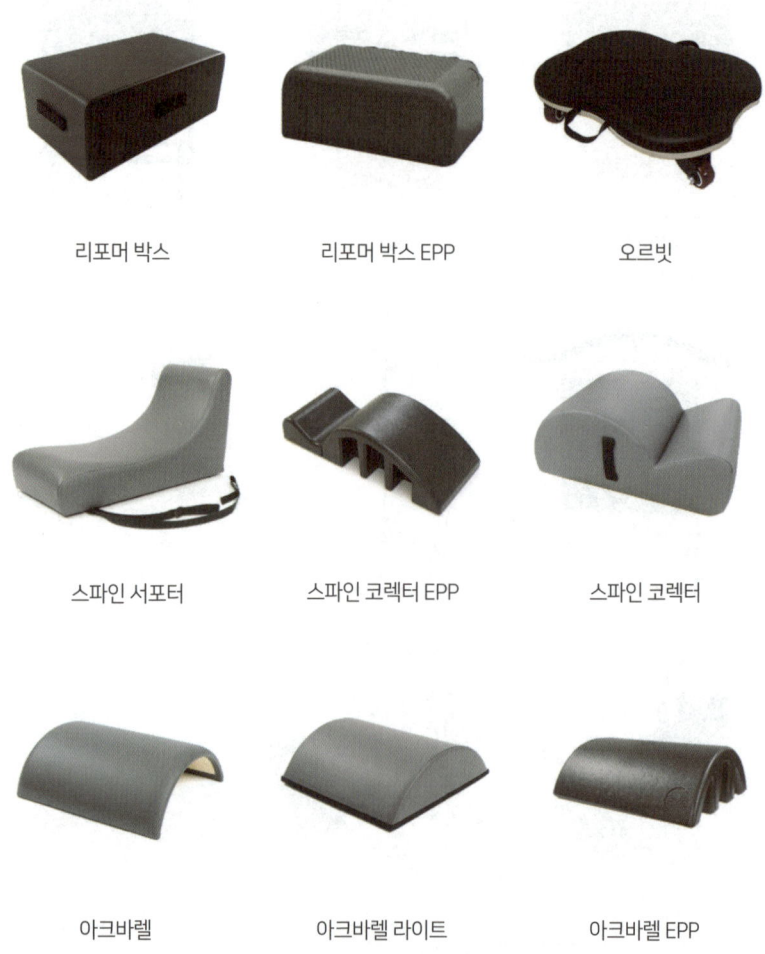

이외에도 소도구나 기구로 분류가 애매하지만, 리포머 박스나 스파인 코렉터, 서포터 아크, 오르빗 등의 다양한 보조 장비들 또한 있다.

필라테스 기구의 세부 명칭이 무엇인가요?

필라테스 기구는 그 종류도 위와 같이 많이 있기 때문에 세부적인 명칭에 대해 미리 숙지를 한다면 준비 과정에서 시행착오를 줄이는데 도움이 될 수 있다.

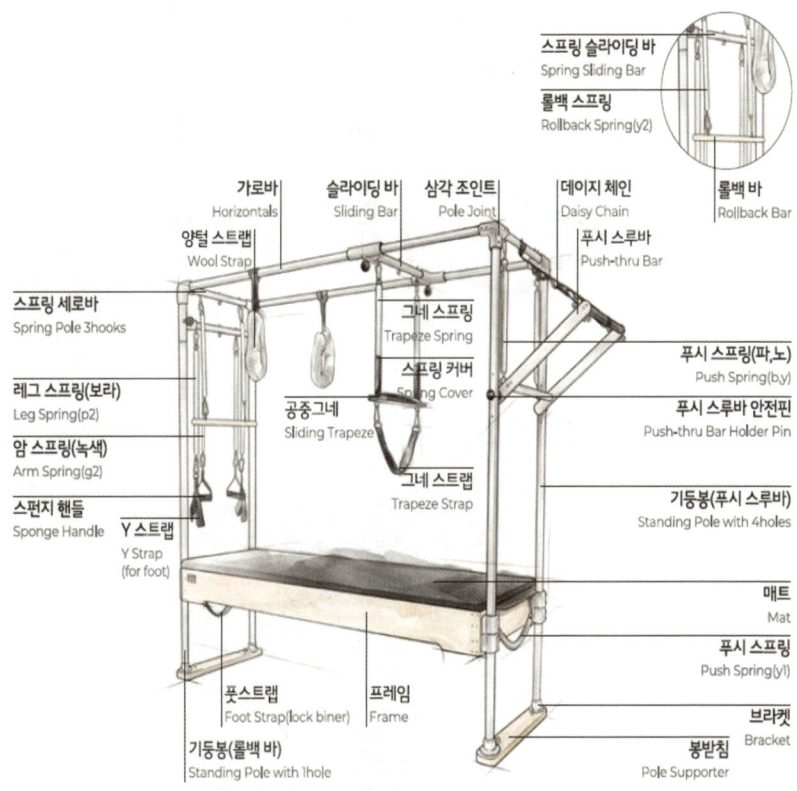

캐딜락

필라테스 강사가 알아야 할 모든 것

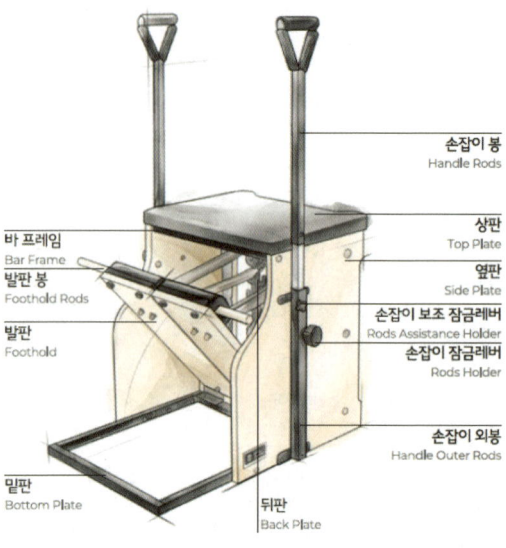

체어

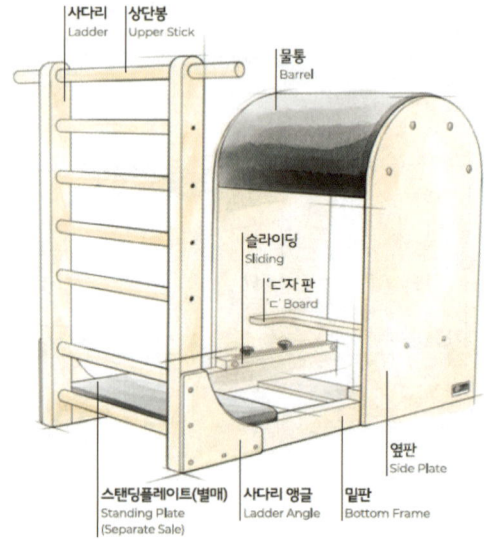

레더바렐

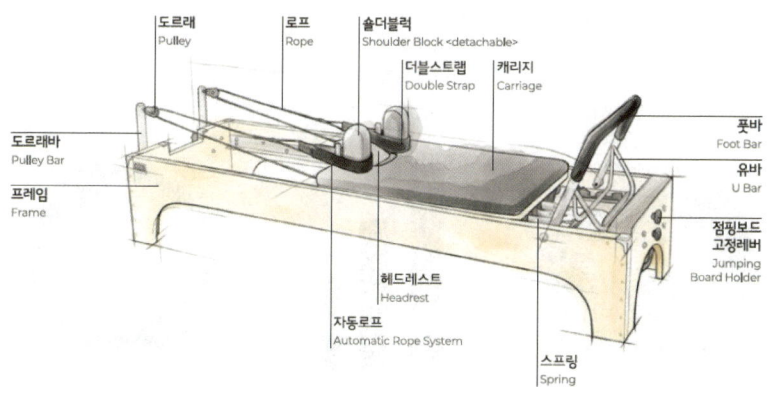

리포머

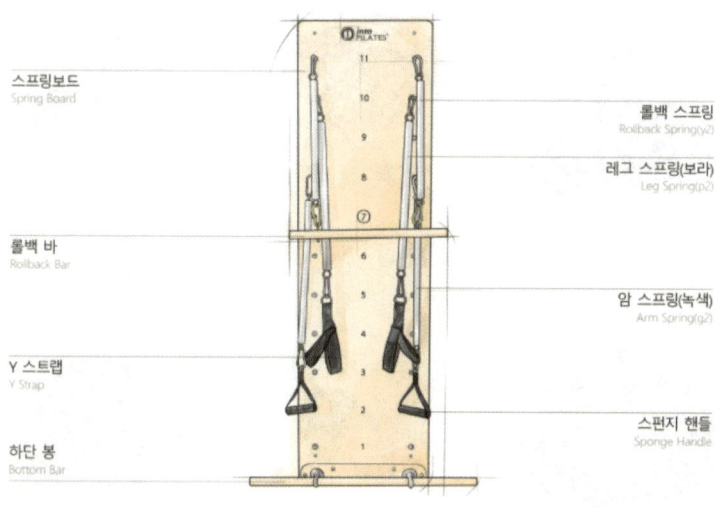

스프링보드

이외에도 많은 응용 기구들이 있어서 예비 강사와 초보 강사에게는 명칭이 헷갈리수도 있기 때문에 미리 숙지한 상태에서 필라테스를 수강하거나 지도자 과정을 등록 하면 수월 하기 때문에 참고하기를 바란다.

필라테스 소도구 종류가 뭐가 있나요?

필라테스 강사를 준비하신다면 수많은 종류의 낯선 소도구들을 접하게 될 수 있기 때문에 간단한 사진과 소도구들의 명칭에 대해 알려드리고자 한다.

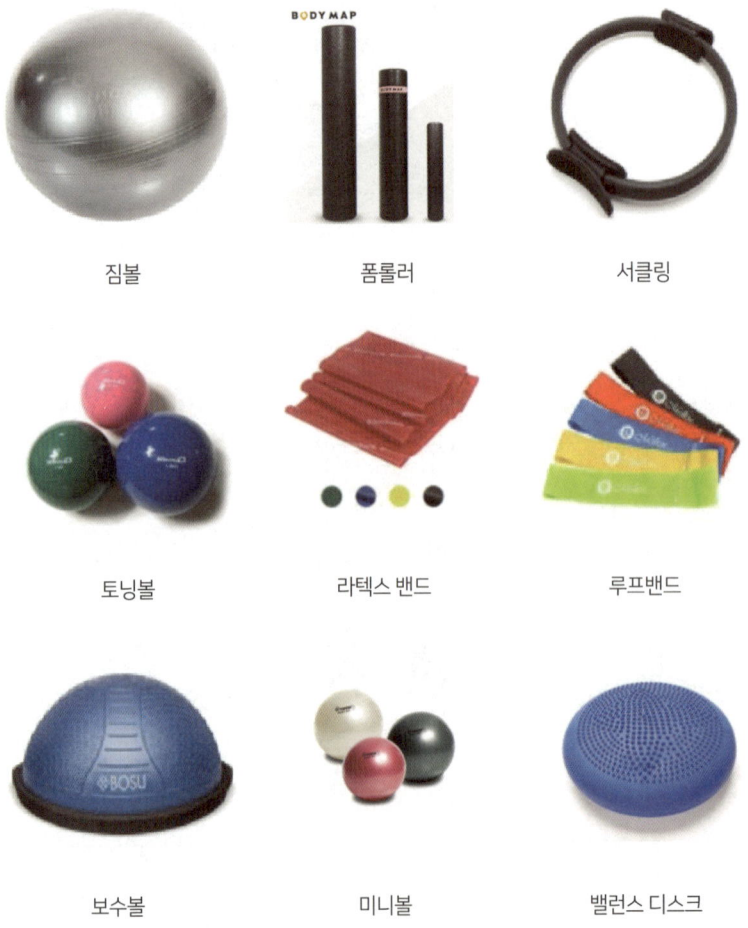

짐볼   폼롤러   서클링

토닝볼   라텍스 밴드   루프밴드

보수볼   미니볼   밸런스 디스크

이외에도 수많은 소도구들이 재활이나 기능성 운동을 목적으로 활용되고 있으며 개발이 되고 있기 때문에 수업의 재미와 다양성을 위해서는 이러한 소도구들 또한 활용법을 연구하고 공부하는 것이 필요하다.

필라테스 강사가 사용하는 용어와 병원의 재활 용어가 다른가요?

병원에서 사용하는 재활 용어는 '의학용어'라고 부른다. 필라테스에서 사용하는 용어와 큰 차이는 없으나 의학용어를 조금 더 쉽게 풀이하여 단어를 사용하는 경우가 많다. 필라테스 강사가 허리 디스크라는 단어를 고객에게 사용한다면, 병원에서는 환자에게 '요추 추간판 탈출증(lumbar herniated intervertebral disc)' 이라고 정확한 명칭을 사용한다.

필라테스 강사는 의료인은 아니지만, 요즘은 병원에서 물리치료와 필라테스를 같이 가르치는 운동치료실을 운영하거나 부설 운동센터 또는 필라테스 센터들과 MOU 등으로 협력하는 경우들이 많아졌고, 병원에서 필라테스를 권장하는 경우도 많아졌기 때문에 의학용어를 공부하는 것은 필요하지만, 모든 의학용어를 공부할 필요는 없다. 하지만, 필라테스 강사로서 의학용어를 숙지하고 논문이나 전문 서적을 공부한다면 더 높은 이해도를 가질 수 있고 병원에서 필라테스 스튜디오로 보내는 질환자나 미병 상태로 아직 현대의학적 검사로 명확한 병명이 나오지 않았지만, 통증이나 제한으로 고생하고 있는 고객들을 더욱 세심하게 티칭 할 수 있게 되므로 공부할 필요성은 충분하다.

* KMLE 의학 검색 엔진 www.kmle.co.kr
(의학 사전, 의학용어, 의학 약어, 의학 논문, 약품/의약품 검색 전문 사이트)

필라테스 강사가 되려면 몸매가 좋아야 하나요?

필라테스 강사는 외모 관리와 복장도 실력이기 때문에 신체, 복장, 외모에 신경을 써야만 한다. 물론 무조건 몸매가 좋아야 할 필요는 없다. 하지만, 외모는 트레이너와 마찬가지로 회원들이 원하는 이상향과 가까운 체형으로 몸매가 슬림할 경우 몸매를 관리하기 위해 온 고객에게 신뢰를 줄 수 있어 유리할 수 있다. 필라테스가 재활을 목적으로 만들어진 운동이기 때문에 몸이 불편한 회원들 또한 많이 온다고 하지만, 몸매를 관리하기 위해 필라테스를 선택하는 고객들도 적지 않음을 알아야 한다. '메라비언의 법칙'이라는 것을 들어 보신 적이 있는가, 첫인상에서는 시각적 요소의 비중이 가장 크다. 고객이 처음 필라테스 강사를 만날 때 그 사람의 학력이나, 실력은 알 수도 없으며 보이지 않고 외적인 모습인 외모, 용모, 표정, 제스처가 첫 이미지를 만들어 내며, 필라테스 강사로서 건강한 신체와 올바른 복장을 갖춰야만 신뢰도를 바탕으로 고객을 유치할 수 있기 때문에 운동을 지도하는 선생님은 좋은 롤모델이 되어야 한다. 그렇다고 슬림한 몸매를 유지하는 것에만 초점을 맞추고 전문성을 위한 공부를 등한시하는 것은 바르지 않다. 필라테스를 통한 바른 정렬은 같은 체중이라도 더 아름다운 라인을 만들어줄 수 있으며, 필라테스의 효과를 고객에게 온전히 전달하여 신체의 변화를 주기 위해서는 반드시 전문성이 필요하다. 결론적으로 변화를 끌어낼 수 있는 전문성과 변화를 할 수 있도록 좋은 본보기가 되는 것 모두 훌륭한 필라테스 강사가 되기 위해 필요한 자질이다.

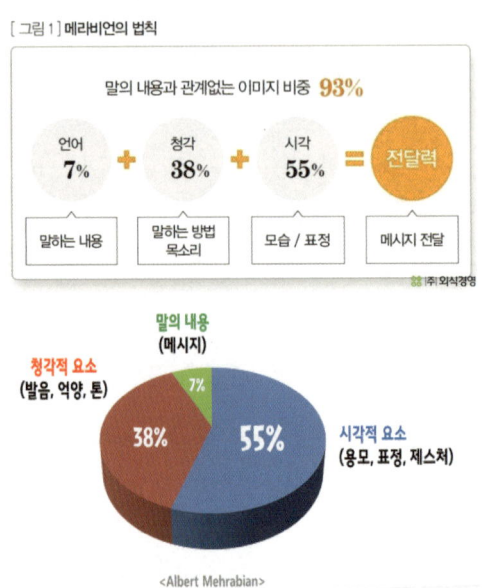

[그림 1] 메라비언의 법칙

필라테스 핵심 원리는 무엇인가요?

필라테스 원리를 지키면서 필라테스 운동 답게 가르칠 수 있는 프로그램 구성이 필요하고 12가지 핵심 원리로 규정 짓는다. 집중, 조절, 호흡, 중심화, 정확성, 흐름, 인식, 신연, 정렬, 척추의 분절화, 협응성, 지속이 있다.

이러한 원리를 이용한 필라테스를 하면
10번을 하고 나면, 스스로 변화를 느낄 것이고
20번을 하고 나면, 타인이 그 변화를 느낄 것이며
30번을 하고 나면, 완전히 달라진 몸을 체험할 것이다.
- Joseph Pilates

1. 집중 (Concentration)
필라테스 동작에 집중하여 신체와 정신을 연결해야 하는데, 특히, 필라테스는 동작을 바르게 이해하기 위해서는 가장 먼저 동작을 내적으로 집중하여 움직임을 수련하고, 동작을 하는 동안 계속해서 신체의 어느 부위든, 어떤 움직임이든 간과해선 안 되고 몸의 각 부분을 인식하며, 큐를 통해 그에 맞추어 동작을 수행하거나 변형하면서, 지금 하고 있는 동작에 집중해서 실시해야 한다.

2. 조절 (Control)
조절은 운동을 무엇으로, 어디서, 왜, 언제 그리고 어떻게 하는가에 대해서 인지하고, 바른 정렬을 유지하도록 컨트롤하는 것이다. 몸과 마음, 호흡을 컨트롤하여 변화가 일어날 수 있도록 한다. 동작의 처음부터 끝까지 집중하여 신체의 모든 움직임을 조절해야 한다. 자연스럽게 무게 중심을 잡는 과정에서 크게 보이는 몸의 동작뿐만이 아니라 손가락, 머리, 발가락까지의 자세, 허리의 만곡, 손목의 회전, 다리의 벌림이나 오므림까지도 조절해야 하기 때문에 조절 능력을 향상시키는데 도움이 된다.

3. 호흡 (Breathing)
올바른 호흡을 통하여 우리의 몸을 효율적으로 만들고 에너지가 가득 차게 하는 것이다. 동작과 함께 항상 호흡해야 하며 호흡이 끊기지 않아야 한다. 내쉬는 숨과 마시는 숨을 촉진 시키므로 완전히 내쉬는 호흡에 집중해야 한다. 또한 필라테스 호흡법을 이용하여 파워하우스를 강화시키는 효과가 있는데, 필라테스를 하는 동안 파워하우스에 집중한 상태에서 흉곽의 움직임을 위주로 하는 호흡법을 이용하여 동작을 해야 한다.

4. 중심화 (Centering)
늑골 하부에서 장골능 사이의 부위가 '코어(core)'인데, 조셉은 이를 '파워하우스'라고 했다. 이러한 파워하우스는 모든 필라테스 동작의 중심이고, 모든 움직임은 신체의 중심으로부터 나오므로 항상 몸의 중심 라인을 유지하고 파워하우스를 단련해야 한다는 것이다. 이처럼 코어는 모든 신체 동작의 시작이며, 필라테스의 목적은 중심화를 위해서 코어를 안정화 시키는 것이다.

5. 정확성 (Precision)
필라테스를 하는 동안 각 동작은 '양' 보단 '질'이 우선적으로 고려되어야 한다. 운동 중에 움직임을 컨트롤할 수 있는 범위 내에서 정확한 동작으로 실시해야 하며, 이러한 모든 동작들은 집중과 컨트롤을 바탕으로 형성되며, 정확성을 가지고 운동을 하는 것은 잘못된 움직임 패턴을 재교육 하도록 돕고, 바른 정렬을 만들어 부상의 방지를 돕는다.

6. 유동적 움직임 (Flowing Movement)
필라테스의 유동적 움직임을 뜻하는 흐름은 모든 움직임의 전환과 호흡을 연결시키며, 서두르지 않고 부드럽고 균일하게 시행하는 것이다. 유동적인 움직임으로 운동하는 것은 일상생활로의 기능적인 전환을 촉진 시킨다. 필라테스 동작은 뻣뻣하거나, 너무 빠르거나, 너무 느리지도 않게 속도를 부드럽게 조절하여야 한다. 동작은 처음부터 끝까지 부드럽고 유동성 있게 수행 해야만 한다.

7. 인식(Awareness)
인체의 감각을 인식하여 의식적인 조절을 하고자 하는 것이다. 인체의 감각과 정보에 집중하고 인식하여야 무의식적인 반사적 동작을 하지 않게 된다. 필라테스 동작의 움직임을 통해 신체의 불균형 및 불안정성 등을 확인하여 동작을 올바르게 하고 있는지 인지할 수 있고, 운동의 집중력을 높일 수 있다.

8. 신연(Lengthening)
조셉은 모든 동작에 신연을 포함시켰는데 왜냐하면 관절의 신연이 일어나면 관절은 최대의 동작 범위로 가동될 수 있게 하며, 코어는 최대한 멀어져 지렛대 효과를 가져온다고 했으며, 필라테스 동작에서 관절의 신연시 근육은 관절의 최대 동작 범위와 저항의 최대치로 운동할 수 있다. 또한 구심성 수축이 일어나는 운동만이 아니라 원심성 수축이 일어날 수 있게 움직이며 코어의 적절한 지지가 있어야 한다.

9. 정렬(Alignment)
호흡은 근육의 작용으로 이루어진다. 호흡근의 대부분은 자세를 유지할 때 사용되는 근육이므로, 필라테스를 하는 동안 호흡과 자세는 바른 정렬을 유지하는데 적용되는 것이며, 올바른 호흡은 올바른 자세에서 이루어지는 것으로 필라테스를 통해 신체 불균형을 바로 잡아 바른 정렬을 만드는 것이 중요하다.

10. 척추의 분절화(Spinal articulation)
조셉은 '롤링' 동작에서 척추의 신연과 분절을 강조하는데 척추의 분절 시 척추의 작은 근육들을 포함한 모든 근육을 운동시키고 작은 근육들이 발달되면서 자연적으로 큰 근육들을 강화하는데 도움이 된다고 하였는데, 특히, 필라테스를 하면서 미니볼이나 보수볼, 밸런스 디스크와 같은 다양한 소도구를 활용하면 반중력 상태로 척추의 부담을 덜어주며, 미세 조절로 강화와 분절화에도 도움이 된다.

11. 협응성(Coordination)

조셉은 신체와 정신의 완벽한 균형이란 '신체와 정신의 완벽한 협응'이라고 했다.
협응이란 다수의 근육들이 연합하여 복잡한 동작을 만드는 것이라고 하였고, 협응성을 통하여 동작의 유동성을 만들 수 있으며, 한 동작에서 다음 동작으로 부드럽게 전환시킬 수 있어야 하기 때문에 필라테스에서 제시하는 다양한 시퀀스와 베리에이션을 통해 협응성을 높일 수 있다.

12. 지속(Persistence)

운동의 효과는 장시간에 걸쳐서 점진적으로 나타나게 되는데, 지속력은 특히 필라테스 초보자에게 강조되는 원리로 필라테스를 통해 끊임없이 근육의 자극을 주며 지속적 운동의 효과를 누릴 수 있다.

위와 같은 핵심 원리는 강사를 하는 동안 평생 간직하며 프로그램을 구성할 때 녹여낼 수 있어야만 좋은 운동 프로그램이 나올 수 있다. 운동은 목적성이 중요한데 초보강사들에게 일어나는 흔한 실수들이 아무 목적없이 그저 시간 보내기식 시퀀스만 짜는 것에 집착하는 문제를 들 수 있다. 필라테스 강사가 되기 전 필라테스를 처음 배우러 갔을 때 "오늘은 리포머 하는 날입니다" 라고 하면서 왜 하는지도 말해주지 않고, 이해도 못한 상태에서 단순히 동작만 반복하며 내가 이 기구를 사러 온 사람이라 기구 사용법을 알려주나 이 생각이 들기도 했었고, 그때의 상황과 이 말이 너무 충격적이었던 것으로 기억이 난다. 이외에도 지금 십여 년간 운동 지도자로 현장에서 근무하면서 많은 초보 강사들이 평가나 목적 없이 단순히 시퀀스에만 집착하는 모습을 보며 핵심원리들의 이해와 트레이닝 방법론과 운동생리학을 꼭 공부해야 한다는 점을 강조하고 싶다.

필라테스는 언제부터 하던 운동인가요?

필라테스는 1900년대 1차 세계대전 중 영국의 램커스터 포로수용소에서 근무하던 독일인 조셉 후버투스 필라테스(Joseph Hubertus Pilates)가 개발한 운동법으로 창시자의 이름을 따서 필라테스라고 불리게 되었다.

조셉 필라테스는 1880년 독일에서 태어났고 그는 병약한 어린 시절을 보냈다. 병약한 자신의 몸을 변화시키기 위해 꾸준히 스키, 다이빙, 체조, 요가 등의 다양한 운동을 접했으며 권투 선수로도 활동했다. 그 후 그가 영국의 포로수용소에 있을 당시 포로들의 운동 부족과 재활 치료, 정신 수련을 위해 침대와 매트리스 등 교도소에서도 흔히 사용할 수 있는 기구만으로 할 수 있도록 고안하여 만든 운동법이 필라테스의 시작이었으며, 명상, 요가, 현대 무용, 고대 그리스나 로마의 양생법 등 전인적 치료에 관심을 가지고 이를 접목시켜 이 운동을 체계적으로 발전시켰고, 1920년대 조셉 필라테스는 미국의 뉴욕으로 이주했으며, 맨해튼 8번가에 필라테스 스튜디오를 오픈했고 뉴욕의 발레단과 협업을 하게 되었으며 이를 통해 조지 발란신, 마사 그레이엄 등 발레단원들의 훈련과 재활을 돕기 시작하며 유명해지기 시작했다. 그는 원래 자신의 운동 방법을 조절학(Contrology)이라 불렀으며 이후 다른 사람들에게 자신의 운동을 가르치기 시작하면서 필라테스(Pilates)라 부르기 시작했다.

국내에는 2000년대 초반에 요가 열풍 이후 소수의 강사들에 의해 시작되었으며 초기에는 기구를 보유한 전문센터 없이 매트 운동과 소도구 위주로 진행되다가 전문기구들이 수입되고, 국내에서 개발이 되면서 대중화를 이루게 되었다.

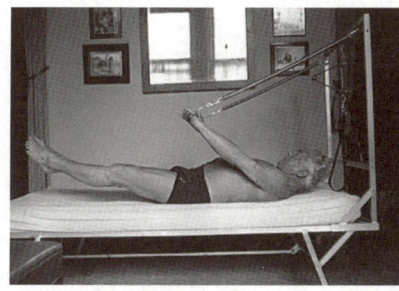
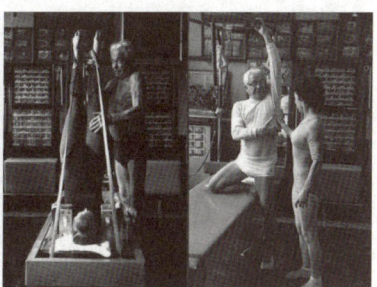

필라테스 강사가
알아야 할
모든 것

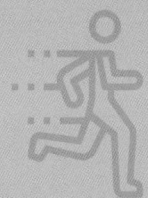
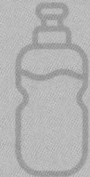
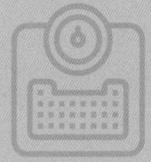

2장
필라테스 강사의
창업과 근무환경
(영업, 창업, 근무조건)

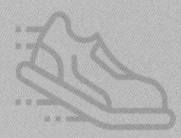
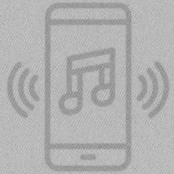

2장. 필라테스 강사의 창업과 근무환경

취업 혹은 이직시, 이력서와 자기소개서는 어떻게 작성해야 할까요?

어떤 직장에 취업을 준비하던, 가장 먼저 보여질 수 있는 게 바로 이력서다. 이력서와 자기소개서는 단순한 경험의 나열이 아닌 지원자의 성실성, 이해도, 입사에 대한 욕구 등을 파악할 수 있는 매우 중요한 지표라고 할 수 있다. 지원자의 경험이 아무리 적더라도, 직무에 대한 이해도와 성실성을 명확히 어필한다면 대표자 혹은 인사담당자는 발전 가능성을 보고 합격시킬 수 있다. 그리고 면접은 사실상 이력서부터 시작되는데 구인 공고를 하고 수많은 필라테스 강사의 이력서를 받아보면 한글파일에 본인 소개에 대한 2~3줄의 글과 사진 한 장만 놓여있는 이력서도 있으며 증명 사진란에 셀카가 있는 경우도 허다하다. 입장을 바꾸어 본인이 오너라면 이러한 성의 없는 이력서를 받고 고용하고 싶다는 생각을 할 수 있을까? 바로 닫기 버튼을 누를 수밖에 없다. 이력서를 특출나게 디자인하고 튀게 만들라는 것이 아니다. 특이한 것보다 있는 그대로의 사실을 가독성 좋게 작성하는 것과 기본을 지키는 것이 핵심이다.

이력서와 자기소개서 작성 시 이것만 기억하자.

이력서는 강사로서 자신이 어떠한 역량을 가지고 있는지 수업을 어떻게 할 수 있는지를 알 수 있도록 작성해야만 한다. 이러한 부분을 잘 어필 해야 그 다음 단계인 면접을 볼 수 있으며, 다른 직업을 하며 구직활동을 해본 사람들은 이러한 부분이 자연스럽겠지만, 강사를 첫 직업으로 하는 경우 이러한 부분이 미흡할 수 있기 때문에 초보 강사라면 이력서를 더 정성껏 준비해서 작성해야만 해야 하고, 스펙이 부족하더라도 차별성과 열정을 어필해야 첫 번째 관문을 통과할 수 있을 것이다.

먼저 가장 기본적으로 꼭 들어가야 하는 것들이 어떻게 있는지 체크해 보도록 하자. 이름, 생년월일, 연락처, 사진, 거주지 주소, 학력, 이력 및 자격 사항, 경력 사항, 자기소개서가 가장 기본 항목들이며 추가적으로 프로필 사진이 있으면 따로 추가하는 것이 좋다.

여기서 몇 가지 의문점이 생길 수 있다. 왜 거주지 주소가 필요할까 궁금할 수 있는데 근무하게 될 센터와 출퇴근 시간 문제로 면접 후 입사하기로 했다가 취소하는 경우도 꽤 많기 때문에 이러한 부분을 면접관이 미리 체크해서 괜찮겠는지 물어 보기 위해 대략적인 시, 구, 동 정도까지는 기재할 필요성이 있고, 물어 보더라도 이상한 오해를 하지 않도록 한다. 학력 또한 전공이 운동이나 보건의료계열이 아니더라도 최종학력을 기준으로 적으면 된다.

이력 사항은 지도자 과정 자격증을 가장 먼저 기재하고 발급 기관을 명시하며, 신생이나 인지도가 조금 부족한 교육기관에서 받았다면 별도로 교육 이수시간이나 내역서를 첨부하는 것도 하나의 좋은 방법이다. 이외에도 이수한 교육과정들과 수료증 및 가지고 있는 자격증을 취득 일과 함께 기재해야 하는데 년과 월정도만 기재해도 무방하다. 만약 이러한 내용을 채울 게 부족하다면 자격증 취득 후 다른 어떠한 노력을 했는지 책을 보았다거나 어필 할 수 있는 부분을 자기소개서 부분에 추가하는 것이 좋다.

경력사항은 초보 강사라면 가장 어렵게 생각하는 부분인데 간혹 너무 없어서 알바했던 거부터 해서 전혀 상관없는 황당한 경력까지 기재하는 경우도 있지만, 차라리 없으니만 못한 경우도 있다. 하지만, 다른 운동 지도 경험이나, 교육업이나 서비스업과 관련된 경력은 직접적이지는 않지만, 간접적으로 필라테스 강사 또한 교육이라는 서비스를 제공하는 것이기 때문에 업무에 도움이 될 수 있다고 인정해 줄 수 있기 때문이다. 또한 대강 경력도 써도 되냐는 질문을 종종 받는데 없는것 보단 물론 대강 경력이라도 있는 게 좋다. 장기 대강 경험이면 더 좋을 수 있고 파트 경험이나 스튜디오가 아닌 문화센터, 기업 등에 출강 형태도 경력으로 적어도 무방하다. 센터에서 구인공고를 보면 초보자도 가능이라고 기재되어 있다면 실력보다는 성장 가능성과 마음가짐을 중요시 여기고 키워볼 생각이 있기 때문이기에 장기간 근무를 할거라는 점과 배워서 열심히 하겠다는 태도적인 부분을 자기소개서와 면접에서 어필하는 것이 중요하다.

필라테스 강사가 알아야 할 모든 것

자기소개서는 스펙의 부족함을 커버할 수 있는 마지막 방법으로 이미 수많은 교육단체에서 지도자를 배출하면서 과잉 공급되고 있는 상황에서 같은 교육기관의 출신도 넘쳐나고, 경력과 실력이 화려한 강사들 또한 많아진 상황이기 때문에 센터의 오너들이 원하는 인재상은 실력이 좋은 강사면 물론 좋겠지만, 엄청난 실력을 갖춘 강사를 원하기보다는 기준선을 넘는 강사면 충분하고 오히려 장기간 함께 하기 위해 인성적인 부분을 중요시하기 때문이다.

왜냐하면 강사는 센터의 얼굴과도 같기 때문에 성격도 매우 중요하고 회원을 만족하게 할 수 있는지가 중요하기 때문이다. 그렇기 때문에 아직 한 번도 보지 못한 상황에서 이력서의 자기소개서를 통해 처음 판단을 할 수밖에 없는 것이다. 실력은 조금 부족할지라도 더 신뢰할 수 있고 책임감 있는 사람을 원하며 내가 어떤 사람인지와 이 직업을 선택하게 된 이유, 마음가짐, 더 좋은 강사가 되기 위해 어떤 노력을 하고 있는지, 비전이나 가치관 등을 상세하게 적어 내는 것이 좋다. 물론 불필요한 가족 사항 등은 적을 필요가 없다.

1. 지원 방법: 일반적으로 구인공고를 확인하면 지원 방법이 적혀 있고 대부분 이메일 지원이 많이 있다. 이때도 몇 가지 주의 사항이 있다.

첫 번째는 메일 제목이 중요하다.
구인 공고문에 기재된 형식이 있다면 그에 따르면 된다.
별도 형식이 만약 없다면 [이름-지원하는 지점, 업무 등 OOO에 지원합니다.] 라고 보내면 된다 (기본적으로 한글 파일 또는 PDF 파일로 보내면 된다).

두 번째는 이력서 파일명 또한 중요하다.
가끔씩 이상한 파일명이면 신뢰도를 까먹을 수 있기 때문에 [이력서, 이름, 지원파트 또는 지점]으로 적는 것을 권장 한다.

세 번째는 이메일 내용 또한 중요하다.
스튜디오와 센터를 운영하며 수백 통의 이메일을 받다 보면 지원하는 강사들이 이메일에는 아무 런 내용을 적지 않는 경우 또한 매우 많은데 이 또한 주의해야 할 부분으로 이메일에도 자기소개 를 간략하게 적어두는 것을 추천한다. 너무 많은 지원자가 있는 경우 이력서를 전부 다 보지 않고 성의 없어 보이는 이력서는 검토조차 받지 못하고 삭제될 수도 있기 때문에 예를 들면 "현재 ㅇㅇ의 사정으로 평일 오전 00:00~00:00에 통화가 가능하며 문자로 전달해주시면 최대한 빠르게 답하겠습니다." 또는 추가로 "저는 필라테스 강사 자격증을 취득하고 그동안 경력을 간략히 적고 현재 일을 하고 있는지, 쉬고 있는지 여부 등"을 기재하는 것도 좋다. 이와 같은 센스 있는 문구를 이메일에 간단하게 추가하는 것도 좋다. 최소 3~4줄 이상은 되야 하며 이때도 다음 나올 주의사항들을 고려해서 적기를 바라며 이런 문구가 없다면, 혹여나 연락을 못 받았을 경우 이력서가 누락될 확률이 높고 적극적인 지원자가 아닌 입사에 대한 열정이 없는 지원자라고 여겨질 확률이 높다.

네 번째는 지원 후 연락을 하는 방법이다.
이력서를 작성하고 메일을 보냈다면 그냥 마냥 기다려서는 안 된다. 공고들을 보면 "이메일 지원 후 연락 바랍니다" 라고 친절히 기재되어 있는 경우도 많이 있지만, 그렇지 않다고 해도 대부분 실시간으로 메일을 체크할 수 있을 정도로 여유를 가진 인사 담당자들은 없다. 예를 들면 간단하게 문자로 "안녕하세요 ㅇㅇ에 지원한 ㅇㅇ 강사입니다. 이력서 메일로 지원하였으니 확인 후 연락 바랍니다." 정도로 보내면 된다.

다섯 번째는 개인적으로 궁금한 점은 면접 때 물어보자.
이력서를 넣은 후 개인적으로 궁금한 질문을 문자로 하는 것은 가급적이면 지양하는 게 좋다. 채용 담당자는 구인하는 여러 사람에게 연락을 받는 경우가 많음으로 스트레스가 가중되어 부정적인 인상을 심어줄 수 있다. 궁금한 것은 면접 때 직접 물어보는 것이 오해도 없고 가장 좋다.

여섯 번째는 포토폴리오를 활용하자.
이력서뿐만 아니라 포트폴리오를 반드시 첨부하기를 권한다. 면접에 들어가면 사실 이력서에 대한 질문은 1~2가지면 끝난다. 그 이후에는 채용 담당자가 궁금한 부분을 질문하게 된다. 포트폴리오가 첨부되어 있으면 거진 포트폴리오에 나온 것들을 토대로 질문하기 때문에 면접을 준비한 대로 이끌어가기가 수월해진다. 포트폴리오에 들어가면 좋은 내용은 공부한 내용과 그 이유, 수업을 들은 고객의 후기를 모아 놓은 것, 기억에 남는 고객의 스토리 등이 있다. 포트폴리오에는 내가 면접에서 어필하고 싶은 것을 넣는 좋은 도구이므로 반드시 활용하기를 권한다.

이외에도 주의해야 할 몇 가지 사항에 대해서 알아보도록 하자.

1. 이미지 / 오탈자 / 정확한 정보 기재

위에 항목에서 언급했듯이 가장 기본을 지켜야 한다는 얘기다. 사진이 없으면 돈을 들여서라도 증명사진을 찍는 게 적합하다. 필라테스 스튜디오도 회사와 같다고 생각해야만 한다. 깔끔한 이미지의 사진이 아닌 짜깁기한 사진이나, 셀카는 더 살펴보지도 않고, 파쇄기로 들어갈 것이다. 또한, 본인이 작성한 신상정보 / 이력 / 경력 기간 등의 오탈자는 명확히 확인해야 한다. 간혹 가짜로 기재하는 경우가 있거나 이직을 너무 자주, 많이 했다면 그전 근무했던 센터나 교육기관에 확인 전화까지 하는 경우도 있기 때문에 이러한 점도 신경을 써야만 한다.
얼마나 고민하고 신경써서 썻는지, 간단한 오탈자만 봐도 대표자들은 알 수 있다. 생각보다 많은 취업을 준비하는 강사들이 하는 실수로, 본인이 일했던 환경에 대한 기재는 명확히 하지만, 근무했던 기간을 적지 않는 경우가 많다. 많은 곳에서 일한 것이 많은 경험을 대변하지 않는다. 얼마나 오랜 기간 성실하게 근무했는지가 더 중요하게 볼 수 있는 요점이다.

2. 직무이해도

본인이 많은 경험을 했다는 것을 어필하기 위해, 직무와 연관 없는 자격증 / 경력을 기술한다면 오히려 직무에 대한 이해도가 부족하다고 생각할 수 있다.

경험이 없다면, 위와 같이 명확한 기재 후, 자기소개서에 본인의 직무에 대한 열정과 이해도를 보여주면 된다. 일반적인 회사와 달리 자기소개서의 질문이 정해져 있지 않기 때문에, 글을 통해 충분한 전달을 만들어 낼 수 있다.

본인이 글쓰기에 소질이 없거나, 더 많은 내용을 어필하고 싶다면 본인만의 포트폴리오를 만드는 것을 추천한다. 경력자의 경우, 본인의 경력에 대한 포트폴리오가 적합하며 초임의 경우, 본인이 지원하는 회사내에서 이뤄가고자 하는 방향성에 대해 명확히 서술해 준다면 인사담당자는 절대 지원자를 못 본척할 수 없다.

자기소개서 작성시

1. 두괄식 : 본인이 하고자 하는 얘기를 서두에 꺼내고 충분한 사례를 들어 설명해라. 이력서가 끝까지 집중해서 읽혀진다면 반이상 성공한 것이다. 본인의 강점을 먼저 생각해 어필하고 그에 맞는 사례를 찾아내라.

2. 오탈자 / 띄어쓰기 : 이력서와 동일하다. 아무래도 긴 글을 써야하기에 오탈자가 발생하거나 띄어쓰기에 문제가 생길 수 있다. 자기소개서 한 단락이 끝난다면 두 세번 첨삭 후 다음 단락으로 넘어가는 것이 좋다.

3. 3줄 : 글을 잘못쓰는 사람들의 특징은 글이 길어지며, 장황해지는 경우가 허다하다. 글은 3줄 이상 넘지 않는다고 생각하고, 본인이 쓴 글에 대해 짧게, 짧게 끊어갈 능력이 필요하다. 그래서 반드시 본인이 작성한 문단에 대한 첨삭이 필요한 것이다. 아무리 내용이 매력적이라도, 글이 길어지면 이해도가 떨어지고 산만해질 수 있음을 잊지 말아야한다.

4. 직무 연관성 : 본인이 강사로서 필요한 자질에 대한 어필이 필요하다. 본인의 강점을 생각해 작성하되 그 강점이 강사로서 어떻게 발현될 것인지 생각하는 것이 좋다. 사례가 반드시 직무와 연관되어야 한다는 것이 아니다. 본인이 가지고 있는 강점이, 직무에 연계됐을 때 어떠한 시너지를 발휘할 것인지에 대한 명확한 설명이 필요하다.

필라테스 강사 취업과 면접 팁

필라테스 강사의 취업 방법은 매우 단순한 구조이며 대부분의 필라테스 센터는 일반 회사처럼 공개 채용 기간을 공지하고 구인하는 것이 아니라 필요할 때마다 상시 구인을 한다. 간단한 [구인구직 프로세스]를 이해하는 것이 필요하며 과정을 보면 [1. 구인구직 글 확인 -> 2. 이력서를 전송 -> 3. 면접 -> 4. 채용]으로 이루어진다.

1. 구인·구직 공고 확인

구인·구직 글이 활발하게 업데이트 되는 커뮤니티는 요즘 들어 오픈 카카오톡 그룹 채팅방이 활성화되고 있다. 사이트 구인 글에 기재되어 있는 곳에 이력서를 제출한다.

2. 이력서 전송

이력서, 개인 포트폴리오를 전송하고 담당자에게 문자를 남긴다.

3. 면접

이력서를 보고 패스된 경우 면접 일정을 조율하는 연락을 받고 면접을 본다. 일반적으로 1회에 결정되지만, 시스템이 갖추어진 회사는 2-3회에 걸쳐 구체적인 면접, 티칭 테스트를 한다.

4. 채용

현 시장에서 90% 이상의 선생님들이 프리랜서로 근무하고 오전, 미들, 오후 세가지 파트로 나뉘며 전임, 반전임, 파트 형태 또한 있으며 정직원 이라면 주로 2시 출근 9시 퇴근이 일반적이다.

취업이 걱정이라면 다음의 사항들을 반드시 기억하길 바란다.

다음 중 한 가지라도 빠질 경우 전체가 무너질 수 있을 만큼 중요한 기둥과도 같은 요소이다. 모두 고루 갖추어야 좋은 강사로 인정 받을 수 있으며 취업에 대한 걱정에서 벗어날 뿐만 아니라 정말 가고 싶은 회사를 골라서 갈 수도 있을 것이다.

[복장]
깔끔한 사복도 괜찮지만, 대부분 티칭 면접이 일반적이기 때문에 수업 할 때와 동일하게 운동복을 입고 가는 것을 권장한다. 만약 머리가 길다면 머리끈을 챙겨가거나 단정하게 묶고 가는 것도 좋다. 복장은 너무 화려하거나 과도한 노출이 있는 것은 피하고 겉옷 또한 너무 편하게 개인의 취향을 나타내는 것 보다는 강사는 교육자로서 단정하게 입는 것이 첫인상을 신뢰 있게 만들어 주기 때문에 중요할 수 있다.

[티칭 면접]
공지 사항에 없더라도 기본적인 티칭 면접을 보는 경우가 많기 때문에 미리 생각하고 있는 것이 좋으며, 이력서가 통과돼서 면접 일정 조율 전화가 왔을 때 티칭이 포함 되는지 따로 준비해야 할 게 없는지 물어 보는 것 또한 좋은 방법이다. 인턴이나 교육생을 뽑는 경우에는 티칭이 부족 하기 때문에 따로 보지 않고 구두 면접 위주로만 진행하고 뽑을 수도 있지만, 대부분 당장 수업을 해줄 수 있는 강사를 원하기 때문에 티칭 스타일이 기존 센터의 스타일과 맞는지 보기 위해 티칭 면접을 보는 것이다. 이러한 면접도 다양한 케이스가 나올 수 있기 때문에 취업 전 면접을 멀더라도 다양하게 지원하고 도전해보면서 경험을 쌓는 것이 필요 하며 면접은 실제 50분 수업을 보는 것이 아니라 보통 15분에서 20분 정도 이루어지며 형태도 다양하기 때문에 유형별로 준비하는 것이 필요하다.

필라테스 강사가 알아야 할 모든 것

[전문지식]

필라테스 강사의 본질은 고객의 몸을 전문성을 토대로 변화시키는 것이다. 단순 응대를 하는 서비스직이 아니라 전문성이 필요한 직업으로써 빠져서는 안 될 능력이다.

수많은 강사들이 전문성을 겸비하기 전에 필라테스 강사라는 직업에 대한 회의감을 가지는 것을 수도 없이 보았다. 대부분 전문성을 통한 보람을 느끼기 전이며 프라이드가 생기기 직전이다. 흔히 "서비스직인 것 같다", "회원에게 시달리는 것이 너무 힘들다" 등과 같은 고민을 하지만, 고객에게 전문성을 존중받기 시작했을 때 자연스럽게 사라지는 고민들이다. 사람의 몸을 다루는 필라테스 강사라는 직업은 고객을 위해서라도, 강사를 위해서라도 끝없는 공부와 연구를 할 필요가 있다.

[소통과 공감 능력]

소통과 공감 능력의 부재는 전문지식이 풍부하더라도 수업의 만족도와 결과가 최악으로 치닫을 만큼 치명적이다. 소통과 공감이 안 될 경우 고객이 필라테스에 대한 동기부여와 흥미를 잃을 확률이 매우 높다. 아이러니 하게도 고객은 돈을 지불하고 운동을 배우지만, 운동을 하고 싶어 하지 않기 때문에 소통과 공감을 통해 지속적인 동기부여를 하며 리드 해야 한다. 소통과 공감 능력은 갈고 닦은 전문지식을 전달할 수 있는 연결통로이므로 매우 중요하다.

[외모 관리]

이쁘고 잘생겨야 한다는 뜻이 아니다. 선생으로서 최소한의 체면을 위해 용모가 단정 해야하고 자기 관리를 통해 신뢰감 있는 외형을 갖추어야 한다. 필라테스가 아무리 재활을 위해 탄생한 운동법이라지만, 한국에서는 많은 사람들에게 몸매가 이뻐질 수 있는 운동이라고 인식되어 있고 외모의 변화를 위해 필라테스 센터에 방문한다. 그러므로 강사로서 모범이 되기 위해 외모관리는 필수적이다.

이외에도 면접 시 개인 레슨 강사를 뽑는지 그룹 수업을 할 강사를 뽑는지에 따라 면접의 주제가 달라질 수 있으며 자기가 지원한 파트에 맞는 시퀀스를 준비하는 게 필요하다.

[그룹 수업 면접용 팁!]
1) 15~20분 내외로 준비한다.
2) 소도구 수업인 경우 주요 5대 소도구(폼롤러, 서클링, 짐볼, 토닝볼, 밴드)를 이용한 수업을 준비한다.
3) 기구 그룹 수업인 경우 리포머, 체어, 바렐 및 스프링보드가 있는 센터인지 미리 확인하고 각기 구별로 준비를 하는 것이 필요하다(단. 케들락 그룹 수업은 거의 없지만, 정말 간혹가다 있을 수 있으니 이점도 미리 체크하는 것이 필요하다).

[개인 수업 면접용 팁!]
1) 체형 불균형(거북목, 라운드 숄더 등)의 문제 교정과 관련된 미션을 제시할 수 있다.
2) 질환(디스크, 협착 등)의 문제 재활과 관련된 미션을 제시하는 경우도 있다.
3) 그룹 수업보다 개인 수업의 경우 절차에 대한 질문과 더 다양한 변수가 있을 수 있어 정해진 시간 동안 정해진 도구나 기구를 사용해서 진행을 하는 그룹 수업에 비해 더 많은 준비가 필요하다.

면접 시 먼저 프로그램 계획을 간략히 얘기하고 진행을 하는 게 좋다. 구성은 예를 들면 [워밍업(5분) -> 기본동작 (5분) -> 메인 수업 목표 운동 (35분) -> 쿨다운(5)] 순서로 어떠한 운동을 할지 설명하고 진행을 하면 되는데 워밍업과 쿨다운 같은 경우는 직접적인 시연 보다는 설명만 해도 대부분 충분하다.

[면접비]
대부분 기본적으로 지급되는 면접비는 없다고 생각하는 게 맞다. 물론 오고 가고, 면접까지 보면 한 시간 가까이 소모하게 되기 때문에 면접비를 주면 좋겠지만, 아직까지 이렇게 하는 곳은 극소수이며 다른 업계에서도 면접비를 주는 경우는 많지 않다. 구직자로서 감수해야 할 부분이라고 생각한다.

[면접 시 체크 해야 할 사항]

초보 강사들은 물론 센터에서 채용만 해주면 감사하다고 생각해서 무조건 가려고 할 수도 있겠지만, 아래와 같은 사항들을 체크하지 않고 덜컥한다고 했다가 말을 번복하게 되면 평판이 안 좋아 질 수도 있고, 억지로 다니면서 고생스러운 삶을 살수도 있기 때문에 최소한 확인해야 할 사항들을 정리해 보도록 하겠다.

1) 위치와 거리 및 교통편: 위치는 지원할 때 미처 체크하지 못하였거나 면접 시간 때와 근무시간이 다르기 때문에 막상 근무하려고 첫 출근 하는 길에 가보면 출퇴근 시간과 겹쳐서 소요되는 시간이 배로 걸릴 수도 있고, 이로 인해 일을 하는것이 어렵게 될수 있다. 또한, 자가용으로 이동한다면 특히 주차가 문제가 되는 경우가 있기 때문에 이 또한 확인해야 한다. 대중교통을 이용한다면 출퇴근 시간과 차량 운행 시간들이 여유가 있는지도 확인하는 것이 필요하다.

2) 급여 및 지급일: 강사를 하는 이유는 결국 급여를 받기 위해서 인데 정확한 급여는 세전, 세후 얼마인지, 지급일이 언제인지, 퇴직금 여부나, 경조사비, 수업료, 인턴이라면 인턴 기간이 몇 개월인지 수습 기간이 있다면 수습 기간이 몇 달인지 정확하게 서로 확인을 하고 일을 시작해야 하는데 이를 확인하지 않고 시작하면 추후 서로 마음이 상할 수 있다. 그리고 정확히 얼마를 버는지 알아야 본인이 생활하는데 경제 계획을 세울 수도 있고, 투잡을 할지 쓰리잡을 할지 결정할 수도 있으며 특히 노쇼 수업비에 대한 부분도 미리 점검 하는 게 필요하다. 그룹 수업 같은 경우에는 몇 명 이하면 폐강인지, 센터마다 기준이 다르기 때문에 합의점을 찾아야 하며 노쇼가 생겼다고 해서 수업료를 무조건 주는건 아니라는 점을 숙지하고 있어야만 한다.

3) 수업료 방식 체크: 수업료가 고정형태로 1개의 수업당 타임비처럼 받는 형태인지 아니면 변동 수업료로 비율로 예를 들면 5:5 6:4 7:3 이런 형태인지 피트니스처럼 매출을 해서 매출 구간별로 다른 형태인지, 수업 개수에 따라 달라지는 경우도 있기 때문에 정확한 이해와 협의가 필요하다.

4) 기타: 추가적으로 고려해야 할 점은 내가 원하는 만큼에 수익이 나올 수 있는 구조인지 확인하는 것이 필요하다. 기존 다른 강사들이 수업을 몇 개씩 했는지 평균 급여가 어떻게 되는지도 확인해 보는 것이 좋다. 특히 수업료는 프리랜서의 경우 2.5~3이 평균적이라고 생각을 하지만, 전임의 경우는 기본급이 높을수록 수업료는 낮게 측정돼서 1.5~2 정도로 형성되어 있으며 전임은 하는 업무에 따라서 매출에 따라 인센티브가 제공되거나, 재등록 인센티브가 있는지도 체크하는 게 필요할 수 있다. 요즘은 4대 보험을 해주는 곳이 있는데 이러한 경우에는 기본급이 최저임금에 맞춰져야 하기 때문에 기본급에 수업 수가 50~60개 정도가 포함되어 있는 경우가 있다. 이러한 부분도 체크해 보는 것이 필요하고, 단순히 비교해서는 안 되며 나중에 받게 될 퇴직금과 실업급여 여부까지도 고려하여 비교해서 계산을 해보는 것 또한 필요하다.

5) 수업 외 업무 범위: 프리랜서 강사라면 수업만 하면 되겠지만, 전임강사라면 다양한 수업 외 업무가 있을 수밖에 없다. 물론 기본적으로 강사라면 프리와 전임 상관없이 사용한 도구나 기구의 정리는 기본적인 매너적인 부분이며, 전임 같은 경우 회원권 상담이나 전화응대, 공용공간 청소, 블로그와 같은 홍보 마케팅 등 업무 범위를 협의하지 않고 일하기 시작하면 나중에 의견과 생각의 차이로 마음이 상할 수 있기 때문에 이러한 부분도 체크하는 것이 필요하다. 물론 초보 강사라면 이러한 업무들을 많이 해보면서 하나하나 경험을 쌓는것이 소중한 자산이 될 수도 있겠지만, 수업하기도 벅찬 상황에서 다른 추가적인 업무가 부담으로 다가오거나 불만이 될 수도 있는 부분이기 때문에 체크가 필요하다. 그리고 출퇴근도 요즘은 탄력 근무제를 운영하는 센터들도 극소수 생겨나고 있기 때문에 확인해보는 것 또한 필요하다.

6) 휴무일 : 강사도 사람이기 때문에 휴식이 필요하고 휴무와 휴가에 대한 걸 체크할 필요가 있다. 근무 시작 일을 협의하고 공휴일 및 주말 근무라던지 여름 휴가나 연차 등의 유무에 대해 확실하게 확인해 보는 것이 필요하다. 공휴일이라고 해서 무조건 다 쉬는 것은 아니고 오너의 재량에 따라 변동인 경우도 많이 있기 때문이다.

7) 시설과 도구 : 초보 강사들이 가장 체크하지 못하는 부분이 바로 이 부분인데 주로 회원이 사용하는 운동 공간이나 이러한 부분만 체크하고 강사가 사용할 휴게 시설 등에 대해서는 전혀 생각지 못하고 있다가 식사를 해야 하거나 옷을 갈아입거나 해야 되는 상황에서 당황하는 경우가 생긴다. 그렇기 때문에 중간에 비는 타임이 생기면 쉴 수 있는 센터 내 휴게 공간이 있는지, 또 센터에 인테리어적인 부분에서 가벽은 있지만, 천장이 뚫려 있거나 아예 벽이 없이 오픈 형태로 이루어진 곳도 있는데 이러한 게 단순히 미관적인 부분 때문에 체크하는 것이 아니라 그룹 수업과 개인 수업이 오픈된 공간에서 이루어지게 되면 목소리가 겹쳐 점점 소리를 크게 해야 하기 때문에 목에 부담이 많이 갈 수 있고, 수업이 산만해질 수 있어 강사와 회원 입장에서 힘들 수 있다. 물론 이러한 부분이 단점이지만, 초보 강사나 관리자 입장에서는 모두 오픈되어 있으면 한눈에 다 관찰할 수 있기 때문에 초보 강사는 다른 강사의 수업을 참관이나 참고하기 편안하고 관리자도 회원들에게 문제가 발생하거나 했을 때 빽업을 들어갈 수도 있다는 점에서 무조건 단점만 존재하는 것은 아니다. 여기서 강사들이 다른 강사가 수업을 보면서 시퀀스를 베낀다며 예민하게 반응하는 경우도 있기 때문에 이러한 점은 서로 조심해야 하지만, 정말 실력 좋은 강사는 오히려 이러한 부분을 상관 하지 않는다. 자신감이 없는 경우일수록 오히려 예민하게 반응 하기 때문에 기분 나빠하지 말기 바란다. 그리고 수업은 강사의 고유 영역이기 때문에 함부로 참견하거나 터치해서는 안 되지만, 위험한 동작이나 문제가 있다고 판단되는 경우 대표나 관리자가 조언을 할 수는 있다는 점도 생각하고 있어야 한다.

8) 대강 : 이 부분도 혹시 모르니 확인을 하는 게 필요한 부분 중 하나로 사람이 살다 보면 부득이한 상황이 발생할 수도 있고 경조사가 예정되어 있는 경우가 있을 수 있다. 물론 아파서 일회성 대강은 어쩔 수 없이 해야겠지만, 이러한 상황에서 대표나 관리자가 대강이 가능한 센터인지 불가능하다면 외부에서 대강 강사를 구해서 대강을 맡겨도 되는지 사전에 협의를 해야 하는 부분이며 대강이 절대 금지인 곳도 있기 때문에 중요한 부분이다. 왜냐하면 대강이 반복되면 센터에 심각한 손해를 끼치게 되고 강사의 이미지에도 안 좋기 때문에 만약을 대비해서 규정을 체크해두는 것이 필요하다.

대강은 어떻게 보면 초보 강사에게는 기회가 될 수 있기 때문에 권장하는데 처음 자격증을 취득하고 바로 취업이 어렵기 때문에 대강을 많이 다니게 되는데 이러한 구조를 대표들도 이미 알기 때문에 더욱 대강에 대해 예민하고 까다롭게 굴 수밖에 없는 입장을 이해하는 것도 필요하며, 대강을 하러 다니는 초보 강사라면 돈을 벌기 위해서라기보다 돈을 주고 해야 하는 임상실험을 오히려 감사하게도 돈을 받고 한다고 생각해야 한다. 물론 정규적으로 하는 수업이 아니기 때문에 한계가 있겠지만, 수업 실력을 늘릴 수 있는 좋은 방법이자 기회가 된다. 그리고 대강이 주로 일회성이기 때문에 같은 시퀀스를 반복해서 계속 사용하는 경우도 있는데 그러면 실력이 늘지 않기 때문에 다양한 시퀀스에 대해 고민해 보고 적용해 보기를 권장한다. 그리고 대강을 하다가 대표가 마음에 들면 채용을 권장하는 경우도 종종 있기 때문에 마치 OT 때 최선을 다하라고 얘기 했던 것처럼 대강 때도 최선을 다한다면 좋은 결과가 있을 거라는 점을 강조하고 싶다.

필라테스 초보 강사를 위한 티칭 팁

1. 무료 체험 수업은 어떻게 진행해야 할까?

필라테스의 대중화로 한 건물에도 몇 개씩 스튜디오가 있을 만큼 많아지고, 유명 운동선수들뿐만 아니라 연예인들이 하는 운동으로 언급되면서 필라테스를 찾는 고객들이 늘었지만, 그만큼 경쟁이 치열해지고 비싼 비용 때문에 선뜻 등록을 망설이는 고객들에게 제안하는 것이 바로 무료 체험 수업이다.

필라테스 경험 유무가 있냐에 따라 차이가 있겠지만, 없는 사람보다 오히려 기존 다른 데서 필라테스를 배웠지만, 만족을 못 한 사람들을 무료 체험 수업을 통해 설득을 해야 등록을 성사시킬 수 있다. 물론 워크인으로 센터 문을 열고 들어와서 체험 수업 없이도 수강 등록을 해준다면 너무 좋겠지만, 요즘은 너무 많아 졌기 때문에 그런 경우는 거의 없다. 특히 가격도 이미 그룹 수업은 너무 낮아졌고, 개인 레슨 또한 가격들이 낮아지고 다 비슷해진 상황에서 차별성을 갖춰야만 한다. 스튜디오 시스템에 따라 약간씩 다른 부분이지만, 상담을 전담하는 매니저가 있거나 원장이 등록을 시킨 후 해당 시간에 맞는 또는 운동 목적에 맞는 강사를 배정하는 경우가 있고, 강사들이 직접 고객을 응대하고 상담을 하는 경우가 있다.

매니저, 원장, 강사 상관없이 무료 체험 수업은 매우 중요하며 예약제로 이를 받는 것이 일반적이며 비용을 받지 않더라도 매우 중요한 OT 과정이라고 할 수 있다. 물론 1회 체험 수업을 유료로 진행하는 스튜디오 극소수지만, 일부 있고, 개인 레슨 3회 정도를 40~50% 정도 할인된 가격으로 체험해 볼 수 있는 프로그램을 운영하는 경우도 있다. 1회 무료 체험 수업은 필라테스 경험이 없는 사람이라면 필라테스가 어떤 운동인지, 얼마나 좋은 운동인지 상담으로 알 수 없는 효과적인 부분을 경험하게 해주는 것이다. 보통 1회 수업은 50분으로 이루어지는데 이 짧은 시간에 효과를 체험시키는 것은 쉽지 않기 때문에 모든 걸 체험시켜주기 보다는 필라테스를 이해시키며 한두 가지 핵심 효과를 경험 시키는 목적이라고 생각해야 한다.

2. 무료 체험 수업의 주의사항.

무료 체험 수업 후 등록을 하지 않는 경우 초보 강사들은 흔히 마음에 상처를 받기 쉽다. 하지만, 경력자나 매니저, 원장이라고 해서 모든 방문 회원들을 등록시킬 수는 없다. 하지만, OT 숫자 대비 등록률을 체크해 보는 것은 필요하다. 최소 50%에서 70~80%를 목표로 노력을 해야 하며 전략을 짜야만 한다.

등록률이 너무 낮다면 수업에 만족도에 문제가 있을 수 있다. 물론 100% 만족을 시킬 수는 없지만, 체험 수업은 짧은 시간 내에 회원이 원하는 운동 목표를 달성 할 수 있다는 생각이 들 수 있도록 어필해야 하기 때문에 전략이 없다면 엄한 부분에 시간을 허비해 실패할 수밖에 없다. 특히 이러한 과정에서 몇 번 실패를 경험하게 되면 초보 강사들은 긴장하게 되고 스트레스와 중압감에 짓눌려 포기해 버리거나 무료 체험 수업에 대한 두려움으로 거부 반응을 느끼게 되면서 그룹 수업만 하거나 등록 후 주는 수업만 받아서 하게 되는데 이렇게 된다면 점점 생존이 어려워질 수 있으며 추후 창업을 하기도 어려워진다. 그렇기 때문에 차분히 준비해서 성공 전략을 만드는 데 이 책이 도움이 되기를 바란다.

무료체험 수업을 잘하기 위해서는 먼저 앞서 문진을 통해 기본 정보를 파악하고, 자세평가나 움직임 평가를 하면서 회원의 목적과 문제를 해결 시켜 드려 만족을 시키고 등록까지 이어질 수 있도록 저자의 경험을 기반으로 노하우를 공유하고자 한다. 이를 처음부터 그대로 따라 할 수는 없겠지만, 참고해서 본인 만에 전략을 만들어 보기를 바란다. 이러한 전략은 당신의 지식과 경험이 쌓이면서 점점 발달하고 자연스럽게 성공률 또한 높아질 것이다.

3. 회원과의 첫인상과 만남을 위한 전략.

필라테스 스튜디오에 방문하는 회원들의 목적은 매우 다양하다. 다이어트 목적의 회원도 많이 있지만, 통증이나 움직임에 제한이 있거나 재활을 목적으로 오는 경우도 많은 비중이기 때문에 필라테스 지도자 과정에 배운 지식을 활용하여 목적별 전략이 준비되어 있어야 한다.

먼저 회원을 처음 대면하자마자 운동을 바로 시작하는 강사는 없다. 일반적으로 인사를 하고 간단한 센터 투어를 시켜준 후에 센터 소개를 간단하게 하고 상담이 진행된다. 만약 먼저 상담이 이루어졌던 경우라면 회원에 대한 정보를 숙지하고 있어야 하며, 직접 상담을 하지 않은 경우라면 인수인계를 꼭 미리 받아 놓는 것이 중요하고 그렇지 못하였다면 가볍게 다시 체크하는 게 필요하지만, 이런 경우 회원 입장에서는 이미 전에 했던 말을 다시 앵무새처럼 반복해야 하기 때문에 기분이 상할 수 있기 때문에 주의해야 한다.

수업을 진행하는 데 있어서 꼭 필요한 현재 몸 상태나 컨디션, 필라테스 경험 유/무, 과거 질환이나, 현재 병증 등 문진을 먼저 하고 자세평가를 하는 것이 좋으며 여기서 이상한 부분을 발견한다면 그에 맞는 동작 평가나 움직임 검사를 하는 것이 좋다.

예)
- 회원님, 오늘 몸 상태는 좀 어떠신가요?
- 이전에 필라테스 그룹이나 개인 레슨 받아보신 적 있나요?
- 혹시 지금 불편하신 곳이나 아프신 곳 있으면 얘기해 주시겠어요?

수업을 시작하기 전 회원에게서 질문을 통해 정보를 얻는 것이 매우 중요하며 회원의 목적을 알아야 그에 맞는 평가와 운동을 선택적으로 적용할 수 있기 때문에 이러한 시야를 가질 수 있도록 자세평가와 해부학 및 병리학에 관한 공부가 필수적이며, 또한 수업 중 발생할 수 있는 다양한 문제와 예치치 못한 사고에 대비할 수 있을 것이다. 시간이 부족한데 꼭 해야 하나 싶기도 하고 이 시간이 아까울 수도 있지만, 오히려 이러한 시간이 수업의 질과 효과를 높여 줄 수 있다.

4. 자세와 동작, 움직임 평가는 간단하게 한다.

자세 평가나 정렬 체크는 보통 포스처 스크린 앞에서 사진 촬영을 통해서 하게 된다. 물론 이러한 스크린이 필수는 아니지만, 전략적으로 몇 가지만, 준비가 되어 있다면 성공률을 높이는 데 도움이 된다. 몇 가지 추천하자면 외부 환경에 영향을 받지 않을 수 있고, 조용하며 너무 춥지도, 좁지도 않은 독립된 공간이 있는 것이 좋으며 전신거울이 있으면 좋지만, 사방이 거울인 경우는 오히려 좋지 않다. 또한 몸에 보드 마카 또는 마킹 스티커를 활용하면 쉽게 랜드마크를 표시할 수 있어서 검사의 정확도를 높일 수 있으며, 자세평가표와 포스처 스크린을 활용하여 사진 촬영을 하고 기록하며 평가 결과를 설명할 때 골격근의 모형을 활용하여 설명해 주면 더욱 효과적으로 이해를 도울 수 있다. 이외에도 족저경이나 인체 부위별 각 모형 등이 있다면 이를 활용해 더 많은 정보를 얻기도 하고, 전달 할 수 있어 준비과정 또한 매우 중요하다.

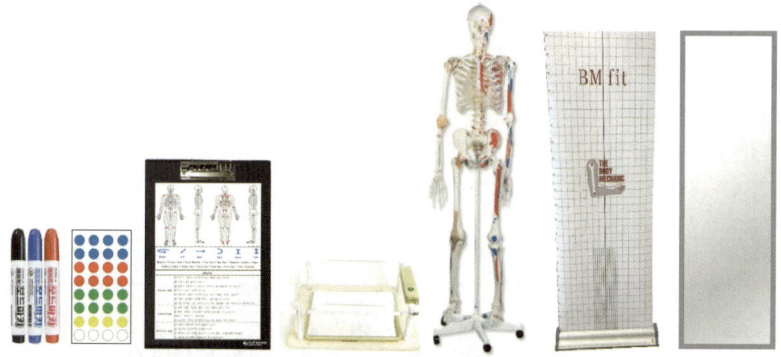

전쟁에 나가는 군인처럼 준비는 아무리 많이 해도 부족함이 없고 준비를 할수록 성공률은 높아진다. 이처럼 준비가 끝났다면 사진 촬영을 하고 평가표에 정렬 상태를 표시해서 회원에게 문제점을 알려주는 것이 필요하며 필라테스에서 중요시 여기는 바른 정렬이 왜 중요한지 코어와 파워하우스를 활성화시키는 방법 등을 알려주는 것도 하나의 전략이 될 수 있으며 정렬 상태를 보기 위해 마커를 활용하거나 잘 안 보이는 부분은 손으로 촉진해서 찾을 수 있는 능력을 갖춰야 한다.

필라테스 강사가 알아야 할 모든 것

자세평가는 먼저 서 있는 상태에서 체크를 시작한다. 물론 그전에 앉아서 문진을 할 때부터 앉아 있는 자세평가를 할 줄 안다면 미리 어떠한 부분이 안 좋은지, 서 있을 때 크로스 체크를 해보는 것이 필요한데 필라테스 협회 마다 가르치는 동작은 조금씩 차이가 있지만, 대부분 명칭만 다를 뿐 타겟 근육과 운동 방식은 유사하다. 반면 사람의 자세 및 체형은 각양각색이다. 유전적인 요인, 살아온 환경, 생활습관, 직업, 그리고 식습관까지도 체형을 변화시키는 원인이 된다. 체형평가의 필요성과 중요성을 인지하지 못하는 강사는 몇 가지 시퀀스를 여러 고객에게 반복적으로 사용한다. 사람마다 체형은 다 다른데 동일한 시퀀스를 적용하는 것은 어불성설이다. 고객의 운동 목적에 따른 정확한 체형 평가가 이루어지고 체력 수준 및 운동수행력을 고려하여 종합적으로 이를 토대로 시퀀스가 만들어져야 한다. 체형평가 없이 시퀀스만 사용하는 필라테스는 최악의 경우 부상으로 이어질 수 있다. 단, 체형에 대한 지식이 부족한 채 수행하는 평가는 오류가 될 수 있다. 잘못된 평가를 바탕으로 한 운동은 오히려 독이 될 수 있다. 아는 만큼 보인다고 한다. 사람의 몸을 다루는 직업인 만큼 책임감과 사명감을 갖고 절대 공부를 멀리해서는 안 된다. 이와 관련된 참고서적으로는 "자세평가 쉽게 공부하기" 와 네이버 카페의 "재활 예방운동 연구소"의 참고자료인 문진표와 자세평가 차트를 수정, 보완하여 현장에서 활용해 보기를 권장한다. 그리고 이러한 자세평가를 했을 때 이상해 보이는 자세나 체형, 근육, 관절 등을 발견했다면 추가적으로 동작과 움직임 평가를 해보는 것이 필요하다.

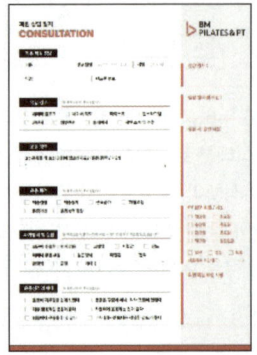 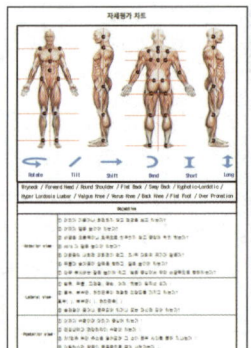 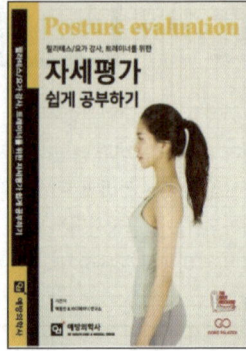

5. 동작 및 움직임 평가를 추가한다.

수업에 들어가기 전 회원의 몸 상태 파악은 매우 중요한데 문진과 자세평가로 얻은 주관적 정보를 기반으로 각 관절의 동작과 움직임 평가를 통해 객관적인 정보를 얻어야 한다. 이때 주의 사항은 모든 관절과 모든 움직임에 대한 평가를 할 필요성은 없다는 것이다. 앞서 한 주관적 정보를 기반으로 의심되는 부분에 한해서만 실시하면 되고 평가를 진행 중에는 평가의 목적은 설명하고 해야 하지만, 보상작용을 보이거나 했을 때 이러한 부분을 따로 지적을 해서는 안된다. 왜냐하면 그렇게 지적을 하게 되면 회원이 동작을 잘하기 위해 억지로 또 다른 보상을 만들어 낼 수 있기 때문이다. 이렇게 되면 강사가 정확한 정보를 얻기 어려워질 수 있다. 설명은 간결하게 '이러한 동작을 이렇게 해보세요' 하면서 간단히 시범을 보이는 정도면 충분하다. 또한 평가 리스트는 활용하는 것이 필요한데 경험과 지식이 많은 강사라면 자신만의 평가 방법과 항목을 만들어 낼 수도 있겠지만, 초보 강사라면 기존에 이미 있는 평가 항목들을 활용하는 것이 더 쉬운 접근 방법이다. 아래 예시를 보면 관절별 가동범위 평가나, 기능성 움직임 검사, 밸런스 테스트 등을 활용하는 것이 좋다.

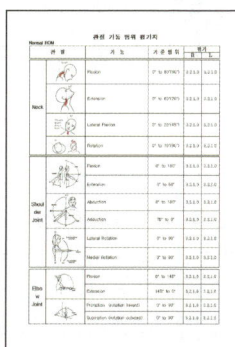 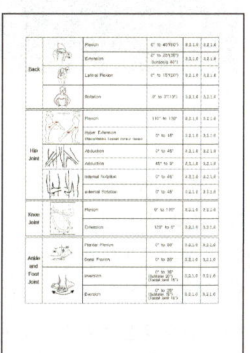 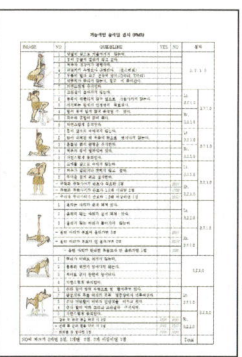

보통 필라테스라는 운동은 지도자 과정을 수료하고 그전에 운동 경력이나 경험이 있다면 금방 어느 정도 익숙해지겠지만, 위와 같은 평가 항목이 있다고 해도 초보 강사에게는 어떠한 정렬에 문제가 있는지 움직임에 제한이 있는지가 잘 보이지 않을 수 있다. 그렇기 때문에 계속해서 책을 보고 교육을 듣고 노력하면 지식과 경험이 쌓여야만 하는 부분이기 때문에 너무 걱정하지 말고 지속적으로 노력하면 된다.

이외에도 보행 분석에 대해서도 공부를 하는 것을 권장하는데 경력이 쌓이고 많은 회원들의 케이스와 경험을 통해 회원이 걸어 들어오면서 보이는 걸음걸이만 보고도 문제점을 파악할 수 있다. 이렇게 되기 위한 시간을 단축하기를 원한다면 보행과 러닝에 대해 공부를 미리 한다면 더 빠르게 전문가가 될 수 있을 것이기 때문에 권장하는 바이다. 요즘 러닝 인구가 늘어나고 러닝 전문 아카데미와 러닝 연구소들도 하나, 둘 생겨나고 있기 때문에 한 번쯤 방문해서 수업이나 교육을 참여해 본다면 현장에서 적용할 수 있는 다양한 지식과 아이디어를 얻을 수 있을 것이다.

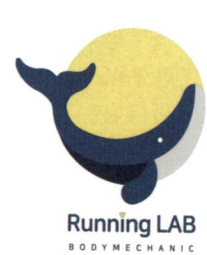
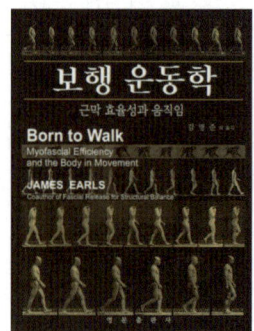
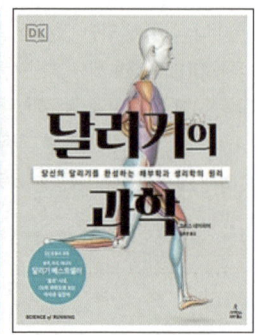

6. 자세평가 및 평가 항목 활용법

문진도 물론 중요하고 자세평가, 동작 분석, 움직임 검사 모두가 중요하지만, 이러한 항목들에 대해 이해하기 쉽게 풀어서 설명해주는 것이 더 중요한 부분이다. 물론 OT 때 하나도 빠짐없이 꼼꼼하게 분석하고 기록할 수 없겠지만, 핵심 포인트를 잡아서 설득하는 근거로 제시할 수 있어야 한다. 이러한 자료가 중요한 이유는 OT 후 생각해보고 오겠다고 할 때 이차적으로 추가적인 분석을 결과지에 남기고 이를 문자나 카톡 등으로 보내주면서 두 번째 체험을 권유하거나 설득을 해볼 수 있기 때문에 남겨두는 것이 좋으며, 이외에도 주변 경력자에게 이런 자료를 근거로 어떻게 접근하면 좋을지 조언을 구할 수도 있기 때문에 이런 자료들은 매우 소중하다. 그리고 회원이 등록했다면 이러한 평가 자료를 근거로 수업을 계획하고 진행해 나아가면서 운동 기록뿐만 아니라 회원의 변화에 대해서도 병원에서 경과 관찰 하듯이 계속해서 기록해 나아가는 것이 회원에게도 재등록 시 근거로 활용할 수 있고, 다른 센터로 이탈을 방지하는 중요한 포인트가 될 수 있기 때문에 꼭 기억하기 바란다.

이제 평가를 근거로 몇 가지 운동을 선정해서 진행했다고 가정해 보자. 그런데 여기서 또 다른 문제들을 발견하게 될 수도 있는데 부상이라는 게 주로 체력이나 컨디션이 떨어졌을 때 나타나듯이 서 있을 때만 평가 했기 때문에 막상 필라테스 동작들을 누워서 하거나 엎드려서 하는 등 다양한 자세에서 하기 때문에 자세가 바뀌면서 나타나는 역학적 변화로 발견하지 못했던 추가적인 문제가 발생 할 수도 있다. 그렇기 때문에 평가는 서 있는 자세와 앉아 있는 자세, 누워 있는 자세, 엎드린 자세 등 다양한 자세에서 모두 수행할 수 있어야 하며, 체중 부하 상태인지, 비 체중 부하 상태인지에 따라서도 차이가 발생하며, 각 자세 별로 관찰 포인트들이 다르기 때문에 이러한 포인트를 공부하고 숙지하고 있는 것이 중요하다.

만약 문제가 발견되었다고 운동을 바로 중단하거나 당황할 필요는 없다. 이게 원래 어떻게 동작이 수행돼야 하는지 설명과 시범을 보여주고 회원이 문제가 있는 부분을 정확히 인지시켜주면 된다. 특히 앞/뒤 또는 좌/우 차이가 혹시 있지는 않은지 회원한테서 이러한 과정에서 적절한 피드백을 주고받는 것이 필요하다.

7. 간단한 평가 시퀀스

가장 기본적인 움직임 패턴에 대한 검사를 할 수 있는 동작들로 평가 시퀀스를 구성하는 것이 좋다. 가장 기본이 되는 패턴으로는 굴곡, 신전, 회전, 측면 굴곡을 먼저 평가하고 이외에 스쿼트, 런지, 미는 동작, 당기는 동작, 걷기 등을 필요에 따라 추가하는 것이 좋다.

예)

상체를 숙여서 손끝이 발끝에 닿도록 숙여보세요.
양손으로 골반을 잡고 상체를 신전 시켜 보세요.
(* 위에 동작이 가능하다면 양손을 머리 위로 들어 올리게 한다)
상체의 오른쪽 또는 왼쪽 방향으로 몸을 최대한 기울여 보세요.
(* 반대쪽도 실시 후 좌우 비교를 한다)
양손을 편안하게 골반 옆에 내려놓고 최대한 상체를 한쪽으로 회전시켜 보세요.
(* 반대쪽 방향으로 실시 후 좌우 회전 각도의 차이나 골반 보상을 비교해 본다)

- 편안하게 쪼그려 앉아 보세요.
  (*쪼그려 앉기가 안된다면 양쪽 무릎을 구부릴 수 있는 만큼만 수행시킨다)
- 한쪽 무릎을 가슴 쪽으로 끌어 올려 보세요.
  (좌우 비교 및 이때 골반이 틀어지는지 관찰해야 하며 무릎 높이가 중요하다)

위와 같은 평가들은 기본적으로 상체에 척추의 기능과 하체에 골반의 움직임을 평가하기 위해 실시하는 것으로 자세한 설명까지 이 책에서 다루기 어렵기 때문에 "움직임 검사 평가 교정 전략" 이라는 책과 "얀다의 통증유발점 도수 검사 " 라는 두권의 책을 추천하며 관련 교육으로는 "자세평가와 동작 분석" 이라는 교육을 진행하고 있으니 참고하기 바라며, 꼭 위에서 언급한 평가가 아니더라도 두 책을 참고하면 수십 가지 더 유용하고 다양한 케이스에 적용 가능한 방법들을 배울 수 있을 것이다. 평가를 진행하면서 문진 및 자세평가를 하며 얻었던 정보를 기억하고 떠올려 보면서, 회원의 운동 목적과 몸 상태를 연결 지어 고려하는 것이 중요하다. 여기서 중요한 부분은 실제 본 수업에 들어가기 전 이러한 평가 과정에서 회원 스스로 본인의 가동범위에 제한이나, 통증의 정도를 파악하고 인지하게 하는 것이 중요하며, 이를 토대로 무료 체험 수업 후 재평가를 통해서 이러한 문제들이 얼마나 개선되었는지를 느낄 수 있게 해주는 것이 목적이다. 하지만, 초보 강사들의 흔한 실수가 너무 한 번에 많은 문제를 해결하려고 욕심을 부리다가 적절한 시간 배분을 하지 못해서 제일 중요하다고 할 수 있는 이러한 재평가를 하지 못하고 종료해 버리는 것이다. 또는 회원은 전혀 느끼지 못하는 부분인데 본인 눈에만 보이거나 느끼지 못하는데 좋아졌다는 것을 강요하는 실수를 범하기도 하기 때문에 주의가 필요한 부분이다.

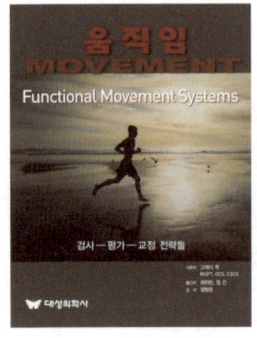
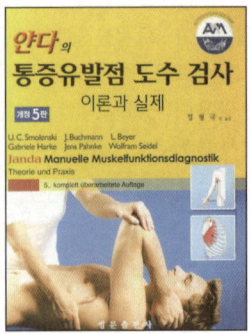

8. 스트레칭과 근막 이완을 활용한다.

현대 사회를 살아가는 사람들은 근육의 경직과 피로 및 통증 없이 살아가는 사람이 없을 만큼 여기저기 쑤시고, 아픔을 호소하는 경우가 많은데 이러한 문제들은 어느 날 갑자기 발생한 것이 아니라 스트레스를 받게 되면서 피로가 쌓이게 되고, 이는 근막과 근육에 경직을 유발하고, 누적되어 쌓이면서 통증이 발생하기 시작하는데 이러한 통증은 관절의 가동범위 또한 감소시키고 체형의 불균형을 유발하게 된다. 통증이 발생하게 되면 스트레스 호르몬이 분비되며, 면역력이 약해지는 악순환의 고리에 빠지게 된다. 이러한 문제들은 초기에 간단한 스트레칭과 근막 이완 및 운동을 통해 문제를 해결할 수 있지만, 이를 방치하거나 무시하면서 잘못된 움직임을 반복한다면 더 큰 문제와 2차 손상이 발생하게 된다. 이러한 상황에서 필라테스는 주로 신장성 운동이 많은데 이러한 스트레칭적 운동들과 근막 이완을 활용하면 통증과 관절 가동 범위의 제한 문제를 회복시키는 데 도움이 된다. 이러한 신체의 불균형과 문제를 해결하기 위해서는 지도자 과정에서 공부한 해부학과 근육학을 활용하는 것이 필요한데 주로 근육의 기시점이 넓고 크며 정지점은 얇고 작다. 그렇기 때문에 기시점이 정지점을 잡아당기면서 동작이 주로 이루어 지기 때문에 스트레칭이나 근막 이완을 할 때에도 이러한 부분을 기억하고 활용하는 것이 필요하다. 스트레칭은 크게 정적 스트레칭, 동적 스트레칭, PNF 스트레칭으로 분류 할 수 있으며 유연성 증진을 위해 스트레칭을 시킬 때 필요한 몇 가지 지침들을 공유하고자 한다.

▶ 스트레칭 전 워밍-업 운동을 실시한다.
▶ 통증이 아닌 약간 불편한 정도의 지점까지 스트레칭시킨다.
▶ 스트레칭 되는 근육이나 관절에 맞게 운동범위를 증가시킨다.
▶ 관절을 싸고 있는 관절낭과 인대의 지나친 스트레칭은 피해야 한다.
▶ 스트레칭 시 정상적인 호흡을 유지하고 호흡을 멈추지 말아야 한다.
▶ 유연성 향상을 위해서 정적 스트레칭과 PNF 스트레칭을 함께 사용하면 더 좋다.
▶ 동적 스트레칭은 유연성이 좋은 사람이나 정적 스트레칭 후에 함께 적용한다.

만약 이러한 문제들이 스트레칭만으로 해결이 어렵다면 폼롤러나 마사지 볼 등을 활용해서 근막 이완을 함께해주는 것이 더 효과적인데 여기서 '근막'이라고 하면 초보 강사에게는 아직은 낯설게 느껴질 수 있겠지만, 쉽게 설명하면 우리의 몸에 피부와 근육 사이에 있으며 근육과 신경, 인대, 건 등을 감싸고, 몸의 구조물을 지지하고 보호하는 역할을 하는데 이러한 근막에 스트레스를 받아 긴장하면 짧아지고 유착되면 문제가 발생한다. 이러한 문제를 가장 손쉽게 해결하는 방법이 바로 자가 근막 이완법(SMR : Self-myofascial release)의 약어이다. 일반적으로 스트레스로 인해 근육 긴장이 누적된 손상을 일으키게 되고, 더 큰 이차적인 손상을 방지하기 위해서 서는 과활성화된 근섬유를 억제하기 위한 첫 번째 단계가 스트레스로 과활성화된 근육의 이완을 하는 단계. 연부조직의 신경계인 골 지건 기관(GTO)의 자극으로부터 근방추(Muscle Spindle)의 흥분 감소 때문에 이루어지게 된다. 이 반사적 이완은 자가 발생 억제(auto genic inhibition)의 이론과 연관된다. 쉽게 설명하자면 SMR은 근육의 이완을 유발하며, 근육 내에서 발생한 과 긴장 상태를 감소시키며 만성적인 근골격계 질환의 예방 및 근육 통증으로 인해 발생하는 다양한 근막 통증 증후군을 해결하는 데 도움을 줄 수 있다. 그리고, 효과적인 체형교정 및 통증 관리를 위한 교정 운동의 과정은 SMR 후 가동성(Mobility) 향상을 위해 유연성과 가동성 훈련을 하고, 정적, 동적 (Motor Control) 운동을 해주어야 하는데 이럴 때 폼롤러와 필라테스를 활용하면 이 4가지 단계 모두에서 효과적으로 트레이닝 할 수 있다.

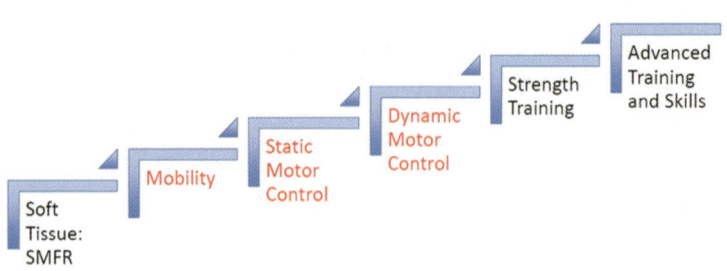

효과적인 단계별 운동 프로그램

PILATES TEACHER

여기서 잠깐! 수많은 도구 중 어떠한 도구를 골라야 할까?

마사지 도구는 도대체 어떤 것을 써야 할까? 막상 마사지 볼만 해도 라크로스 볼, 테니스공, 골프공, 나무로 만든 것도 있고 스테인레스로 된 볼도 있다. 각자 재질도 소재도 강도도 다르며, 이외에도 마사지 스틱도 수십 종류이며 마사지 볼, 땅콩 볼 또한 마찬가지다. 그리고 폼롤러 또한 그 종류도, 브랜드도, 가격도 천차만별일 것이다. 길이가 긴 것부터 짧은 것, 둥근 원형과 반 원짜리 형태도 있고, EVA 재질과 EPP 재질 등 매끈한 폼롤러부터 도깨비 방망이 같은 돌기형 제품까지 매우 다양하다.

먼저 아래의 표를 참고해서 내가 어느 부위에 통증이 있는지에 따라 적용이 손쉽고 효율적인 도구가 되는지 보기 편하게 표로 정리해 두었다. 각종 근막 이완 도구는 크기와 강도가 모양이 다르므로 자신에게 적절한 것을 고르는 것이 필요하다.

	제품명	폼롤러	마사지 스틱	세라케인	릴리즈볼	땅콩볼
	사용방법	체중을 이용해신 체부위에 굴리기	근육결에 따라 스틱을 손으로 잡고 굴리기	원하는 근육부위를 꾸욱 눌러주기	원하는 부위에 제품을 놓고 체중으로 꾸욱 눌러주기	
상체세트	목	45cm 원형		Good!		Good!
	어깨			Good!	Good!	Good!
	등	90 / 60cm 원형		Good!	Good!	Good!
	팔	45cm 원형	Good!		Good!	Good!
하체세트	허리/엉덩이	60cm 굴곡형		Good!	Good!	Good!
	허벅지	60cm 원형	Good!			
	종아리	60cm 굴곡형	Good!			
	발		Good!	Good!	Good!	
운동목적	웜업	Good!	Good!		Good!	
	쿨다운	Good!	Good!			Good!
	리커버리	Good!	Good!			Good!
	유연성	Good!	Good!			
	부드러운압박	Good!			Good!	
	강한압박		Good!	Good!	Good!	Good!
	트리거포인트 (아픈근육)			Good!	Good!	Good!
	특정부위 근육			Good!	Good!	Good!
	큰근육	Good!	Good!			
	비용	Good!	Good!		Good!	Good!

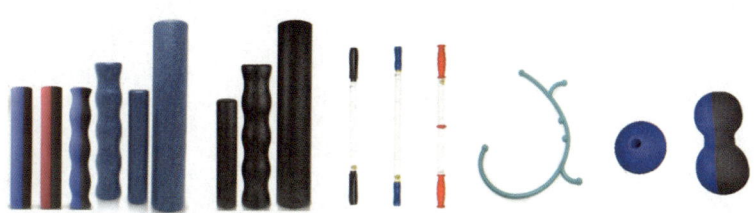

9. 필라테스 호흡은 어떻게 가르쳐야 할까?

필라테스에서 호흡은 물론 매우 중요한 핵심 요소이며 지도자 과정에서 배웠겠지만, 호흡에도 여러 가지 종류가 있으며, 필라테스의 고유한 호흡법도 중요하지만, 다양한 자세에서 호흡을 평가하고 이를 회복시켜주는 게 중요하다. 왜냐하면 의외로 대부분에 사람들이 잘못된 호흡 패턴을 사용하며 목 근육과 승모근의 보상 작용으로 보상작용을 하는 경우가 많이 있기 때문이다. 이러한 호흡 문제는 자세체형 평가 과정에서 예측 할 수 있는데 흉곽이 돌출되어 있거나 벌어져 있는 경우 또는 목과 승모근이 과도하게 긴장해 있는 경우 운동을 시작하자마자 호흡이 너무 힘들다고 할 가능성이 높다. 이러한 문제는 잘못된 호흡 패턴만 교정해 주어도 어깨와 목의 긴장이 감소하고 가동범위나 통증이 개선될 수도 있다. 이처럼 장점이 많이 있지만, OT 수업 때 호흡근의 트레이닝을 통해 드라마틱한 효과를 기대하기는 어렵기 때문에 자신만의 노하우와 확실한 스킬이 있다면 모르겠지만, 호흡부터 접근하는 것은 어려울 수 있기 때문에 체크만 하고 설명 후 흉추 가동성 개선을 통한 어깨 불균형이나 라운드 숄더 교정 등을 통해 눈에 띄는 결과를 보여주는 것을 권장한다.

호흡은 등록 후 천천히 다양한 자세에서 호흡 연습과 훈련을 통해 문제를 개선해 나아가면 되기 때문에 처음부터 욕심을 부릴 필요성은 없으며, 필라테스에서 호흡이 매우 중요하고 효과와 장점이 있지만, 처음에는 필라테스 운동의 특성을 경험 할 수 있는 동작으로 어필하는 것을 권장한다.

10. 어필하려면 어떠한 동작을 골라야 할까?

무료 체험 수업이지만, 이 한 번의 수업이 인연이 돼서 수십번, 수백 번의 수업이 될 수도 있고, 마지막 수업이 될 수도 있다. 그렇기 때문에 적절한 동작을 골라 필라테스의 효과를 확실히 느끼게 해줄 수 있는 점이 필요하다. 평가를 진행하였다면 수많은 문제들이 있겠지만, 그중에서 가장 큰 문제를 고르거나, 가장 큰 변화를 줄 수 있는 것을 고르는 것을 권장한다. 제일 중요한 점은 이러한 문제점들을 설명해주고 그중에서 회원이 가장 원하는 문제를 해결할 수 있는 동작을 하는 것을 추천한다.

만약 미리 특정한 시퀀스를 계획해 놓았다고 해도 실제 상황에서 적용하기가 어려운 경우가 많을 수밖에 없다. 특히 상담과 수업이 동시에 이루어지면 큰 문제가 없겠지만, 상담자와 수업하는 선생님이 다른 경우와 다른 날짜에 수업이 이루어지면 다양한 변수에 의해 어깨가 아프다고 해서 어깨가 좋아지는 운동 방법과 시퀀스를 계획해 놓았더니 당일에는 무릎이나 허리가 아프다고 할 수도 있기 때문에 미리 대표적인 체형별 문제점에 대한 케이스별 시퀀스를 만들어 두어야 할 필요성이 있고, 각 문제점별로, 관절별, 근육별, 질환별로도 준비하면 더 좋다.

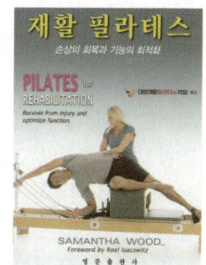

물론 초보 강사가 이 수많은 케이스에 대한 준비가 완벽할 수는 없겠지만, 가장 대표적인 것들부터 하나씩 공부하고 준비해 보기를 권장하며, "재활 필라테스" 책을 참고하면 질환별로 시퀀스가 정리되어 있기 때문에 도움이 될 수 있다. 그리고 이러한 상황에 대처할 수 있는 응용 능력과 순발력을 키우는 것이 중요하다.

이처럼 준비되지 않은 상황에서 OT 시간은 계속 흘러가고 말도 꼬이고, 횡설수설하면서 설명도 잘 되지 않으면 실패가 될 수밖에 없기 때문에 항상 차분하게 평정심을 유지하며 수업을 진행해야 한다. 그래서 나만의 시퀀스 노트를 만들어 놓고 케이스별로 정리하는 게 필요하다. 학생 때 하던 오답 노트처럼 OT나 수업을 할 때마다 내가 어떠한 상황에서 어떻게 진행을 했는지 기록하고, 수업 후 분석을 해 놓다 보면 모범 답안이 점점 완성될 것이다. 이외에도 사람의 컨디션은 오전이나 오후, 저녁과 같이 시간이나 기온에 따라서도 변하며 비가 오거나 눈이 오면 기압 차이로 인해 또 변할 수 있고, 계절에 따라서도 온도에 따라서도 영향을 받을 수 있기 때문에 무료체험 수업을 위한 필승 전략 같은 건 존재할 수 없다. 그렇기 때문에 미리 수업을 짜서 수업에 들어가는 것은 무의미하며 추천하지 않는다. 하지만, 여기도 몇 가지 팁은 참고하면 효과적인 전략을 만드는 데 도움이 될 수 있기 때문에 공유하고자 한다.

필라테스만의 운동 효과를 느낄 수 있는 최적의 동작을 선정하는 게 중요한데 이미 헬스나 요가를 경험해 본 고객이라면 매트 동작보다는 필라테스 기구를 활용하는 게 효과적이다.

1. 평가 기반으로 회원이 원하는 문제를 해결할 수 있는 동작으로 선정.
2. 기구별로 같은 효과적인 동작을 미리 준비하는 것이 필요.
3. 부분이 좋아질 수 있는 동작과 상, 하체나 전체가 좋아질 수 있는 동작 선정.

이러한 데이터를 축적하기 위해서는 필수적으로 매 수업 후 기록을 관리하는 것이 중요하며 이러한 데이터를 기반으로 수정 보완을 하면서 완성이 되는 것이기 때문에 시간이 필요하고, 강사는 자격증을 취득하면 끝이 아니라 새로운 시작이며 강사를 하는 동안은 끝없이 공부하고 노력해야 할 것이다.

이제 본격적으로 그럼 어떤것부터 해야 할지 팁을 공유하도록 하겠다. 50분 동안 좌/우 중 한쪽 부위를 선정해서 수업을 하는 것이 좋은데 예를 들어 오른쪽이 안 좋아 보인다면 오히려 왼쪽에 적용을 시켜 보는 것이 좋다. 왜냐하면 오른쪽이 문제라는게 확실하다고 해서 반대쪽인 왼쪽이 정상이라고 생각해서는 안 되며 덜 나쁜 쪽이라고 생각하는 게 좋다. 그렇기 때문에 왼쪽에 적용해서 좋아진다면 그것을 기준으로 오른쪽 또한 맞춰서 운동을 시켜 주는 것이 필요한데 OT는 시간 관계상 한쪽밖에 못할 수도 있으며 오히려 이런 경우 좌/우 차이가 심해져 문제의 심각성을 인지하기 때문에 오히려 더 설득하기에 유리해질 수 있다.

예를 들면 한쪽 무릎을 들어 올리는 걸 못한다면 리포머를 이용해 장요근을 스트레칭시키는 동작을 시키는 것이 좋으며, 상체를 숙이는 동작에 제한이 있다면 햄스트링이 짧아서 그럴 수 있기 때문에 리포머를 활용해 한쪽 햄스트링을 늘리는 동작을 수행하게 하는 것이 좋다. 이처럼 평가를 했기 때문에 어떠한 운동이 필요하고 효과적인지 결정할 수 있다. 하지만, 업장의 환경에 따라 다르겠지만, 기구가 한 개 밖에 없을 수도 있기 때문에 같은 효과의 운동을 바렐이나 체어, 케들락에서도 할 수 있는 동작으로 대체 할 수 있는 능력이 필요하며 기본 동작부터 회원님의 수행 능력에 따라 단계별로 높이는 것이 필요하다.

첫 번째는 문제가 있다는 가정하에 선정을 하는 방법에 대해 알려 드렸다면 오히려 어려운 케이스가 딱히 아픈 데도 없고, 불편한 데도 없는데 운동 목적도 모호한 경우의 회원이 오히려 더 어려운 케이스가 될 수 있다. 그런 경우 기본에 충실해 보는 게 좋다. 코어에서 시작해서 사지로 뻗어 나가는 움직임이 중요하다는 말처럼 주요 코어 근육인 복횡근, 복사근, 골반저근, 다열근을 활성화 시켜줄 수 있는 동작을 선정하고 여기에 추가로 횡격막도 하나의 근육으로 간주하고 호흡을 통해 활성화 시켜 주는 것이 좋다. 이렇게 몸에서 가까운 중심부 부터 안정화를 만들어 나가면서 점점 사지 쪽으로 멀어지면서 쓰는 것이 효율적인 움직임이라는 것을 느끼게 해주는 것을 추천한다. 예를 들면 네발 기기 자세에서 먼저 골반을 앞/뒤로 움직여 전방 경사와 후방 경사를 시킬 수 있는지 체크하고, 흉추를 켓 카멜 동작을 통해서 움직임을 평가한 후 반복해서 실시한 후에 어느정도 흉추의 기능이 회복되고 다시 골반의 움직임을 시켜 보면 안정적이면서도 기능이 개선된 것을 느낄 수 있을 것이다. 이외에도 흔히 꼬리 보기 운동이라고 하는데 네발 기기 자세에서 고개를 한쪽으로 돌리면서 같은 쪽 엉덩이를 움직여 쳐다 보는 동작인데 요방형근을 활성화 시켜 요통을 감소 시키고 골반을 안정화 시키는데도 도움이 되는 두 번째 추천 운동이라고 할 수 있다. 만약 스스로 이러한 동작을 수행하는데 제한이 있다면 지도자가 골반을 잡고 수동적으로 동작의 가이드를 처음에는 해주면서 3~4회 실시 후 스스로 할 수 있도록 연습을 시키는 방법 또한 좋은 방법이다. 만약 네발 기기 자세가 손목이 불편해서 제한 된다면 가슴과 다리 사이에 짐볼을 놓고 실시하면 체중 부하를 줄여 손목의 문제를 감소 시켜 줄 수 있고 더욱 효과적으로 코어를 인지 시켜 줄 수 있는 요령이다. 이외에도 다열근을 더 활성화 시켜 주고 싶다면 짐볼의 위치를 바꿔서 두 다리 사이에 놓고 엉덩이를 뒤쪽으로 이동 시켜 짐볼을 누르며 실시하게 하면 더 효과적이다. 이런 식으로 한가지 운동에서도 난이도를 낮추는 방법과 높이는 방법에 대해서 항상 숙지하고 있는 것이 지도자로서 중요한 핵심 포인트라고 할 수 있다.

11. 동작마다 보상작용을 이해하고 평가를 할 수 있어야 한다

수업을 진행하는 동안 모든 동작들에서 보상작용이 발생한다면 이는 그 문제에 대한 평가가 필요하다. 그렇기 때문에 자세별 평가 방법과 교정 운동법을 알고 있는 것이 필요하다. 똑같은 6가지 동작을 A강사와 B강사가 있다고 가정하고 순서만 서로 다르게 시켰을 때 어떠한 결과가 나올까? 순서만 다르지 똑같은 운동 한 건데 별 차이 없지 않을까라고 생각할 수도 있겠지만, 경우에 따라서 완전히 다른 결과가 나타날 수 있다. 왜냐하면 문제가 있는 경우 특정 동작의 효과를 전혀 보지 못하고 다음 동작으로 넘어갔을 수도 있고, 앞서 선행한 운동이 문제를 해결해 주었기 때문에 뒤에 운동들이 시너지 효과를 통해 더 좋은 결과를 만들어 줬을 수도 있기 때문이다. 여기서도 한가지 예를 들어 보면 흔히 누워서 엉덩이를 들어올리는 브릿지 동작을 시키면 대표적인 보상작용이 요추를 과도하게 꺾는 요추 브릿지를 수행해 둔근에는 전혀 자극을 느끼지 못하고 오히려 허리만 아파하는 경우가 있는데 이러한 보상작용을 발견하거나 문제를 회원이 호소한다면 광배근을 한번 스트레칭 시켜 준 후에 양손을 골반 옆에 놓고 엉덩이를 들어 올리기 전에 먼저 양손으로 바닥을 누른 상태에서 엉덩이를 들어 올리게 되면 광배근이 활성화 되게 되고 이로인해 요추 보상을 하지 못하게 되면서 둔근이 활성화되고 둔근의 강한 근수축을 느낄 수 있게 된다. 이러한 방법 말고도 소도구를 어떤 걸 사용하냐에 따라서 도구의 특성에 따라 운동의 효과와 느껴지는 감각이 전혀 다르게 변하는 경우가 있기 때문에 소도구 활용법에 관한 공부할 필요성이 있으며 "501 필라테스 아나토미" 라는 책을 추천한다.

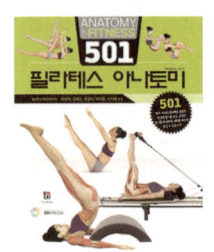

동작별 기본 매트 동작과 사용 근육이 잘 나와 있으며 바로 옆 페이지에 다양한 소도구와 기구를 사용한 응용 동작이 잘 정리되어 있기 때문에 초보 강사 뿐만 아니라 경력자들 또한 수업에 다양성을 위해 참고하면 매우 좋은 서적이라고 할 수 있다.

12. 회원과의 의사소통의 중요성과 페이스 조절의 중요성

초보 강사의 경우 무료체험 수업에서 조급한 마음으로 너무 많은 것을 한 번에 해결하려고 하는 실수를 범할 수 있기 때문에 항상 회원과의 적절한 의사소통과 페이스 조절이 중요하다. 회원이 이해하지 못하고 따라오지도 못했는데 혼자 신나서 떠들고 진행하고 있는 경우도 종종 볼 수 있다. 의욕만 앞서게 돼서는 오히려 일을 망칠 수 있다. 회원이 처음부터 평가를 잘 이해하고 운동을 잘 따라 하는 경우는 거의 없다. 그래서 오히려 경험이 전혀 없는 회원의 경우 실력이 있는 강사들이 더 난감해 하는 경우가 있다. 왜냐하면 경험이 있어야 그전 경험을 기준으로 지금 수업을 해주고 있는 강사가 더 잘하고 신뢰할 수 있다면 등록을 할 텐데 까막눈에게는 아무리 좋은 글귀를 보여줘도 의미가 없는 것처럼 경험이 전혀 없는 사람에게 너무 고급 기술을 적용하려고 하는 것 또한 강사의 욕심일 수 있다는 점을 명심하고 회원을 적절하게 배려해 주면서 회원 입장에서 어렵고 낯설기만 한 운동과 친해질 수 있도록 도와준다는 생각과 마음가짐으로 수업에 임하며 페이스 조절을 적절히 해주는 것이 필요하다. 수업 중간에 회원이 잘 따라오고 있는지 꼭 물어보고 항상 응원을 해주며 이해하지 못하면 다시 한번 설명해주고 앞으로 계속하시면 좋아지실 거라는 점을 반복해서 계속 얘기해 주면서 암시를 해주는 것 또한 하나의 심리학적 기법으로 도움이 되는데 강사는 단순히 말만 잘해서 되는 것이 아니라 심리까지 잘 이해하고 있어야 한다. 이러한 경우에는 "설득의 심리학" 시리즈와 "FBI 행동심리학"을 참고하면 의사소통 능력을 향상시키는데 도움이 될 수 있어 추천한다.

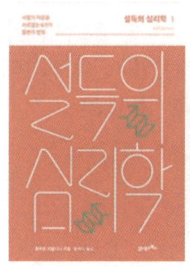 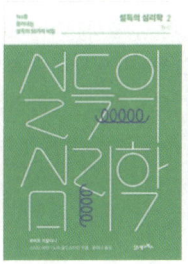 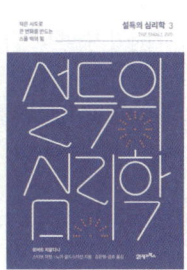 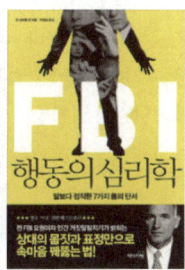

초보 강사가 있듯이 초보 회원도 있을 수밖에 없다는 점을 기억해야 한다. 회원들도 강사의 지시에 따라 잘하고 싶은 마음이 있지만, 몸이 말을 듣지 않아서 당황하고 있을 수 있다. 그럼에도 회원이 최선을 다하고 있다는 점을 강사는 인지해야 하며 이를 잘할 수 있도록 이끌어 주어야 하며 칭찬과 응원을 해주어야 한다. 초보 회원이 동작을 너무 못한다고 해서 당황해서는 안 된다. 오히려 너무 잘하면 의심해 보아야 한다. 분명히 운동 경력이나 경험이 없다고 했는데 너무 잘한다면 위장한 가짜 회원이 아닌가 의심해 보아야 한다. 또한 말을 알아듣지 못한다면 말을 잘못하거나, 알아듣기 어려워 그럴 수 있으니 전문용어 대신 적절한 비유와 알아듣기 쉬운 말로 반복적으로 설명해 주는 게 필요하며 한 번에 이해 못하는 게 당연하다고 생각하고 회원이 최선을 다하고 있다는 것을 이해를 하고 공감해주고 다음 과정으로 넘어가면 된다.

회원이기 때문에 당연히 잘 모를 수 있고, 잘 못할 수 있다. 그렇기 때문에 스튜디오에 와서 전문적으로 배우기 위해 온 것이다. 간혹 급한 마음에 너무 설명이나 말을 빠르게 하거나 이해 못 하는 회원을 보며 한숨을 쉬거나 답답해하는 무례한 잘못된 태도를 보이는 강사가 있지만, 운동 지도자도 서비스업이라는 점을 명시하고 이러한 서비스 정신이 없다면 강사로서 자격이 없다.

설명은 초등학생이 들어도 이해할 수 있을 정도로 쉽고 간결하게 이야기 해야 하고 이러한 부분이 강의력과 관련이 있다. 그래서 운동 지도자 중에 과거 학원 선생님이나 교육업에 종사했던 경우 이러한 부분이 전문 지식보다도 회원을 가르치는데 더 큰 도움이 되는 경우도 많기 때문에 교습법을 공부하는 것 또한 추천하는 부분이며 "강의력" 이라는 책을 추천한다. 회원은 잘못된 부분을 알려주면 수정하기 위해 열심히 강사의 말에 집중해서 노력한다. 회원의 이런 사소하고 작은 노력들도 격려해주고 칭찬해 주는 것이 좋으며 강사의 성격이 내성적이라도 노력을 통해 이를 극복 해야만 한다. 수업 자체가 유익한 것도 물론 중요하겠지만, 그것보다 더 중요한 점은 운동을 오는 이유가 즐겁기 때문이 되어야 한다. 그래야만 날씨가 안 좋거나, 일이 많아져도, 피곤해도 다양한 핑계들이 생겨나도 즐겁다면 운동을 오게 된다는 것을 명심하기를 바란다.

13. 강사를 위한 조언

처음부터 잘하는 사람도 없고 처음부터 경력자가 될 수 없다. 비록 지금은 초보 강사로 지식도 경험도 자신감도 부족할 수 있지만, 자신을 돌아보며 어떠한 점이 부족한지 리스트를 만들어 보면서 부족한 부분을 채워나가면 금방 좋은 강사가 될 수 있다고 생각한다. 단순하게 경력이 많다거나 유명하다고 좋은 강사가 아니다. 교육 강사라고 하는 사람들도 보면 막상 수업을 못하거나 말을 잘 못하는 경우도 있고, 교육자료를 잘 못 만들고 매번 남이 만든 자료를 베끼거나 받아서 쓰는 경우도 있다. 물론 하나부터 열까지 전부 새롭게 만드는 것은 불가능하며, 강사 각자 개인이 가지고 있는 운동에 대한 철학과 가치관이 모두 다른 것처럼 기존에 다양한 정보와 자료들에 경험이라는 양념을 버무려 자신만의 요리를 완성한다고 생각해 보기를 바란다. 겁먹지 말고 항상 도전하는 자세로 현장에서 활동하기 바라며 근본적으로 운동 지도자도 서비스업이라는 것을 인지하고 더 나은 서비스를 어떻게 제공할 수 있을지 고민해 보는 것도 필요하기 때문에 자격증을 딴다고 해서 다른 강사에게 개인 레슨을 받거나 그룹 수업을 수강하면 안 되는 법이 있거나 그렇지 않기 때문에 보다 많은 강사에게 배워 보기를 권장하며 강사임을 숨기고 받는 경우가 많은데 대부분 금방 티가 나기 때문에 초보 강사라 배우고 싶어서 왔다고 오히려 솔직히 말하고 티칭 레슨을 받으면 더 효과적으로 즉각적인 피드백을 받으며 실력을 갈고닦을 수도 있기 때문에 이런 점을 참고하기 바란다.

다시 한번 강조 하지만, 등록에 실패 하였다고 해서 좌절하지 말자. 등록하지 않은 데는 다양한 이유가 있을 수 있기 때문에 포기 하지 말고 2차 세일즈에 도전하거나 지금 하지 않았지만, 며칠 후, 몇 주 후, 심지어 몇 달, 몇 년 후에 기억하고 찾아오는 경우도 있기 때문에 다음 만남을 기약하며 실력을 갈고닦으며 다음 수업을 준비하기 바란다.

마지막으로 공부와 자기 개발을 멈추지 말고 계속해야 한다. 처음에는 무엇부터 해야 할지 막막하고 공부도 준비해야 할 것도 너무 많았지만, 하나씩 정복해 나가야 한다. 책을 보는 것도 좋고, 워크샵, 세미나, 스터디 무엇이든 좋다. 꾸준함을 이길 수 있는 것은 없으며 하루하루 성장해 나아가길 바란다.

필라테스 구인 구직 사이트가 어디인가요?

▶ 오픈 카톡, 스포드림, 호호요가, 발레매니아, 필라테스와 사람들, 미인들의 필라테스, 필라테스로 통하다 등이 있으며 일반적이지는 않은 경우이지만, 요즘은 홈핏과 같은 방문 수업 전문 업체도 있으니 참고하기를 바란다.

▶ 믿거 : 믿고 거른다. 라는 뜻으로 채용 공고가 너무 자주 올라오는 곳 (게시판 검색)이나 임금 체불이 있는 업체는 주의해야 한다.

▶ 오해하기 쉬우나 조심해야 할 곳 들 또한 있는데 자체 교육을 해주므로 와서 배우라는 곳 등이 있다.

최근 필라테스 강사가 급증하면서 다양한 채널에서 커뮤니티가 형성되고 있으나 트레이너 = 스포드림, 요가 강사 = 호호요가 등이 활성화 돼 있는 것처럼 명확한 커뮤니티가 있는 것은 아니다. 스포드림, 호호요가 등에 다른 종목과 혼합되어 올라오고 있는 실정이고 카카오톡 오픈 채팅방이 가장 활발하게 형성되어 있다. 그 외에 새로운 커뮤니티로 성장중인 곳은 필라테스로 통하다, 발레매니아, 미인들의 필라테스, 필라테스와 사람들 등이 있다.

구인.구직 사이트에서 구직하기 전에 알아야 할 것이 있다. 바로 제대로 된 구직을 하는 것이다. 잘못된 구직만큼 상처가 되는 것도 없다. 최근 많은 강사들이 구직 때와는 다르게 말을 바꾸는 악덕 업주를 만나 고생하고 있다. 악덕 업주를 피해 제대로 된 구인을 하기 위해서는 최소한을 따져보아야 한다.

첫 번째로 채용공고가 자주 올라오는 곳인지 게시판 검색창을 통해 검색 해보기를 권한다. 강사가 자주 바뀌는 곳은 구인을 자주 할 수밖에 없다. 자주 바뀌는 것에는 항상 이유 있음으로 이력서를 넣기 전에 다시 한번 생각해보길 권한다.

두 번째로 임금 채불이 있는 업체는 믿고 거른다. 오픈 카톡방에 필라테스 피해자 모임, 센터 공유, 블라인드 카톡방이 있음으로 참고하길 바란다. (http: kakaopila.co.kr 참고)

세 번째로 자체 교육을 해주니 견습으로 임금을 적게 시작하라는 곳을 조심해야 한다. 센터를 운영하는 매니저가 운영을 하면서 교육을 해준다는 것은 시간의 제한과 체력 때문에 매우 어렵다. 제공 받더라도 양질의 교육을 받을 수 있을 거라는 기대는 버리는 것이 좋다. 주변 교육을 전업으로하는 강사들 조차도 입을 모아 하는 이야기는 양질의 교육을 제공하는 것은 매우 어려운 일이라고 한다. 매니저가 운영을 하면서 교육을 해준다는 곳은 100% 믿기 보다는 구체적으로 합리적인 의심을 해볼 필요가 있으며, 커리큘럼이나 교육자료들이 있다면 보여달라고 하고 없다면 주의가 필요하다.

월급 체계 및 정산의 이해

필라테스 강사의 수익은 기본적으로 : 기본급, 인센티브(커미션), 수업료이다.

기본급
: 필라테스 강사가 센터나 스튜디오에서 근무함으로써 지급되는 기본 월급을 말하며, 정규직인 전임과 비정규직인 반전임이라고 부르는 파트타임과 프리랜서로 크게 분류 되서 전임과 반전임은 기본급이 있고 근무시간에 따라 금액에 차이가 발생하고, 기본급이 높으면 인센티브나, 수업료 비율이 낮아지고, 기본급이 없는 프리랜서의 경우 수업료만 받기 때문에 수업료가 상대적으로 전임과 반전임에 비해 많다. 전임과 반전임 같은 경우 급여를 받는 만큼 센터에 수업 외 관련된 직무를 수행해야 한다.

인센티브(커미션)
: 회원의 상담을 하는 관리자들의 경우 1달 기준으로 총 매출에서 % 단위로 강사에게 지급이 되거나, 재등록 시 주는 경우가 있으며, OT를 직접 하지 않는 센터인 경우 총 매출에 대한 인센티브 제도에 해당하지 않고 없으며, 센터마다 다르지만, 개인 레슨 회원이 재등록하는 경우에는 인센티브가 별도로 지급 하는 경우도 있다. 또한 % 가 대부분 다르게 구간별로 정해져 있고, 매출이 높을수록 물론 % 가 높아진다.

수업료
: 강사가 수업을 1회 진행할 경우 지급받는 금액으로 1회 수업료에서 % 단위로 지급을 하는 예도 있고, 1회당 얼마 고정된 예도 있다. 각각의 장단점이 있기 때문에 세일즈와 매출에 자신이 있다면 %가 유리하고 수업은 자신 있지만, 세일즈가 약하다면 고정된 수업료를 받는 게 안정적일 수 있다.

포상
: 일종의 포상으로 강사가 매출을 많이 해서 목표를 달성하면 지급되는 상금이나 상품 등에 대한 혜택이 있는 경우도 있다.

직급 체계의 이해

CEO(Chief Executive Officer): 소유주를 뜻하며 대표, 원장, 사장, 최고경영자, 대표를 말한다.

GM(General Manger): 센터의 총 관리 책임자를 뜻하며 점장 또는 매니저님이라고 보통 부른다.

CSO(Chief Signal Officer): 경리로써 센터의 금전적 관리 및 월급 관련 업무를 수행하는데 주로 대형 센터나 프랜차이즈 본사에만 있고 일반 필라테스 스튜디오는 별도로 존재 하지 않는 경우가 대다수이다.

FC(Fitness Counselor): 점장이나 매니저와 겸직을 하는 경우가 많은데 대형 센터의 경우는 인원이 많으면 업무가 분리되어 있는 경우도 간혹 있지만, 대부분은 업무를 같이 수행한다고 보면 된다. 주 업무는 센터 홍보 및 센터 소개 등 처음 센터를 이용하고자 하는 사람들을 회원으로 유치하여 회원권을 판매하는 업무 및 시설 관리 등을 한다.

G.X(Group Exercise Instructer) : 그룹 수업을 지도하는 강사를 뜻하며 필라테스 그룹 수업이 아니라 요즘은 대형 피트니스 센터에서 필라테스를 같이 운영하는 경우가 많아졌기 때문에 줌바나, 태보, 스탭 등을 가르치는 GX 강사님도 함께 일할 수 있기 때문에 이러한 시스템을 이해하는 것이 필요하다.

Golf Pro : 골프 프로를 말하며 스크린 골프와 같은 시설이 함께 있는 대형 센터에서 같이 근무하는 경우가 있으며 요즘은 골프 필라테스를 타이틀로 필라테스 스튜디오 한쪽편에 GDR 같은 장비를 세팅해 놓고 함께 협업 해서 업무를 하는 경우도 있다.

Supervisor : PT TEAM의 팀장으로서 팀의 전체적인 업무를 관리하고 교육 및 시설관리 등에 관여한다.

PT(Personal Traininer): 트레이너를 뜻하며 OT 및 PT를 주 업무로 하는 직급으로 (정규직과 프리랜서로 분류되기도 하고 직급이 세분화 되어 있는 업장도 있다.)

이외에도 피트니스란(헬스, 요가, 필라테스) 산업은 여러 직급이 존재하며, 취직 한다면 직급 체계부터 익히는 것이 필요하다.

경업금지가 무엇인가요, 근처로 이직을 못 하나요?

경업금지의 의무란 겸업금지의 의무와는 다르다. 경업금지의 의무란 간단하게 말해 '동종, 경쟁업체 창업 및 취업 금지'라고 할 수 있는데 일반 회사들의 경우 고급 관리직, 기술직, 회사의 영업 비밀을 알고 있는 직원이 경쟁업체에 취업하거나 동일 업종의 회사를 창업하는 것을 금지하는 조항을 말한다. 쉽게 말해, 대표 입장에서는 **운영하는 센터에 대한 유지와 안정을 위한 법적 보호 장치**라고 생각하면 편하다. 계약서상 적혀 있던 경업금지 조항이 효력이 있다면 위반 시 그에 따른 법적 조치가 시행된다.

▶ 계약서에 특약사항으로 들어감
- 경제적으로 약자이기 때문에 어쩔 수 없이 수용할 수밖에 없음으로 형평성에 어긋날 수 있다. 직업 선택의 자유, 생존권이 위협당할 수 있다. 그러므로 특약 체결에 관한 합리적인 사정이 있음이 증명되어야 하며, 증명이 없는 경우 해당 특약은 무효인 것으로 보게 된다. 또한 기업 비밀과 직접적으로 관계가 있거나 고액의 보상조치가 합의되어 있는 등의 특별한 사정이 있어야 하고 특약의 합리성을 판단하기 위해 근로자의 퇴직 전의 지위, 경업금지의 대상이 된 업무의 성질, 금지의 범위, 경업금지로 근로자에게 발생하는 불이익의 내용, 정도, 보상조치의 유무 내용을 구체적으로 고려해야 한다. 강사들과 계약을 진행해야 하는 대표와 강사 모두 이 사항에 대해 반드시 인지하고 있어야 하며 유효성 판단 여부에 대해 명확히 알고 있어야 한다.

[경업금지 조항의 유효성 판단 여부]
1. 센터에서 직위 2. 센터 내 직무의 내용 3. 경업 금지 기간 4. 지역 5. 대상 직종

단순히 경업금지라는 단어를 계약상 표기했다고 실효성이 있는 것이 아니다. 경업 가능한 거리 (예를 들어 500M 안), 금지 기간 (1~2년. 너무 길면 유효성이 떨어진다) 등 명확한 판단 여부가 담겨 있어야 실효성이 있다. 본인이 생각하는 합당한 내용을 작성 후, 직접적인 공증을 통해 안전한 계약서를 준비하는 것이 가장 바람직하다.

필라테스 인턴 과정 기간은 얼마나 걸리나요?

필라테스 협회는 국가에서 지정된 자격증을 부여하는 것이 아닌 사단 협회들이나 아카데미들의 교육과 자격증과정이 진행되고 있는 실정이다. 그러한 이유로 각각의 협회마다 교육하는 시간, 비용, 방법 등에서 많은 차이가 있으며, 필라테스 인턴 과정 또한 명확하게 정해진 기간은 없다고 할 수 있다. 교육을 수료한 협회에서 취업 연계 프로그램이 있다면 자격증 이수 후, 인턴 기간을 거칠 수 있다.

인턴 과정은 일반적으로 기간 혹은 수업으로 나눠진다. 평균적인 3개월을 기준으로 기간제 인턴 기간을 거치는 경우와 정해진 수업의 개수를 소진하는 경우로 나뉜다.

즉, 협회의 인턴 수행 방식은 매우 다양하며 개개인의 업무 및 수업 능력에 따라 기간의 차이도 나타날 수 있다. 하지만, 정해진 인턴 과정 기간이 없는 부분을 악용해 본인들의 영리를 취하려는 협회도 심심찮게 찾아볼 수 있다.

예를 들어, 교육을 모두 이수한 후, 협회 내 센터에서 근무하기로 하고 9개월 인턴 조건이라는 내용을 전달받았다. 당사에서 더 많은 교육과 전문성을 위한 기간설정으로 볼 수 있지만, 근무를 진행하면서 벌어들일 수 있는 수익은 인턴이라는 기간만큼 실 지급액 보다 적게 수령할 수밖에 없다. 하지만, 이부분 자체가 문제 될 것은 없다. 중요한 사실은 함께 근무하는 강사들과 본인의 수업량과 수업 플로우를 비교하면 답이 나올 것이다. 같은 수업 커리큘럼을 가지고 동일한 수업을 진행하고 있다고 한다면, 긴 시간의 인턴 기간은 급여의 감축으로 밖에 볼 수 없을 것이다.

인턴과정을 진행함에 있어 가장 중요한 점은, 교육의 목적이 아닌 협회 및 센터의 영리 목적을 주된 목적으로, 불합리한 기간설정을 한 기관에 대한 명확한 판단과 현명한 선택이 필요하다. 또한 인턴 과정에 대한 계약서는 반드시 요청하고, 서면에 작성된 내용에 대한 명확한 확인이 필요하다.

첫 취업 또는 이직하려고 하는데 좋은 직장을 어떻게 구분할 수 있나요?

일반적인 직장의 경우도 비슷하지만, 필라테스 업계에서 좋은 직장을 구하기란 정말 쉽지 않은 게 현실이다. 회사에 대한 정보도 적을뿐더러, 이직 및 퇴사율이 매우 높기 때문에 센터를 운영하는 대표들 또한 인사 채용을 쉽게 생각하는 경우가 많다. 현업 종사자들이 구분해야 하는 좋은 직장은 이처럼 설명할 수 있다.

기본 of 기본을 아는 회사

조금은 허무맹랑하고 광범위하게 들릴 수 있는 얘기지만, 말 그대로 기본을 지켜줄 수 있는 회사가 좋은 회사라 할 수 있다. 그렇다면 기본이란 무엇일까? 조금만 고민해봐도 답은 나온다. 입사 그 순간부터 지켜져야 하는 것들을 생각해보면 될 것이다.

1. 근로 계약서 작성

- 현업에 종사하는 강사들 중 생각보다 많은 인원들이 계약서를 작성하지 않고 수업을 진행하고 있다. 4대 보험에 가입된 정직원이 아닌 프리랜서의 경우라도 위탁업무 계약서 작성은 법적 보호를 받기 위해서 반드시 필요하다. 이직 혹은 면접을 본 회사에서 기본적인 계약서에 대한 명시가 없다면, 회사 운영 시스템에 대해 의심해볼 필요가 있다.

2. 정확한 근무 시간 조성

- 직장에 귀속되어 근무를 시작했다면, 법적 근거에 맞는 근로시간을 이행할 필요가 있다. 물론, 스스로 더 많은 수익 창출과 전문성 향상을 위해 탄력적으로 근무시간을 조정할 수 있으나, 대표자 임의로 근로자의 근무시간을 조정할 수는 없다. 강사는 정당한 근로 계약서를 작성한 것이지, 노예 계약서를 작성한 것이 아니라는 점을 절대 잊어서는 안 된다.

PILATES TEACHER

3. 급여 및 세금 신고
- 가장 기본이 되어야 하며, 무엇보다 중요한 부분이라고 할 수 있는데, 누구나 인정할 수 있는 월급 시스템을 갖췄다면 나의 수고가 아깝지 않을 것이다. 그런데 본인이 일한 급여에 대한 지급이 차일피일 늦어지게 된다면, 또 그 부분이 매월 반복된다면 주저하지 말고 퇴사할 것을 권장한다. 대표의 부탁이나, 어려움을 듣고 마음 약해질 필요가 없다. 정당한 업무에 대한 대가는 기본중의 기본이다. 또한, 본인이 받는 급여에 대한 급여명세서를 전달받아야 한다. 일반적으로 급여에 대한 세금을 회사 측에서 부담 후, 실지급되는 부분이니 본인의 급여가 정확한 세액 정산 후 지급받고 있는지 확인할 필요가 있으며 검색 몇 번이면 실제 지급받아야 하는 실금액을 알 수 있다.

4. 동반 성장할 수 있는 직장
- 높은 수입, 탄력적인 근무시간 모두 좋은 근무 환경이라고 얘기할 수 있다 . 다만 본인이 강사로서 다음 스텝을 준비하는 사람이라면, 회사 내에서 지속적인 교육 내지 공부 시간을 조성해 더 능력있는 강사, 나아가 대표자로서 독립할 수 있도록 성장시켜줄 수 있는 직장이 필요하다. 좋은 직장이라 함은 개개인의 해석에 따라 크게 다를 수 있다. 다만, 규모가 크고 이름있는 직장이 반드시 좋은 직장이라 판단하는 것보다는 기본적인 근무에 필요한 환경을 만들어 줄 수 있는 회사에 대한 선택이 가장 필요하다고 할 수 있다. 또한 내 상사, 내 사장님이 변화를 두려워하지 않고 도전하고 발전적이라면 그 환경에 맞춰 나 또한 함께 동반 성장과 발전을 할 수 있을 것이다.

5. 복지가 잘되어 있는 센터
- 나이가 들어도 내가 이 일을 할 수 있을까? 라는 의문 혹은 결혼을 하고 자녀를 낳고 기르면서도 일할 수 있는 회사가 좋은 회사이다. 정년퇴직하고도 공무원에 비교할 수 없겠지만, 미래가 보장된 회사를 선택 하시길 바란다.

6. 보스가 아닌 리더가 모인 집단
- 명령하는 군대 시스템이 아닌 함께 일하고 먼저 나서서 하는 상사와 직원이 모인 센터 분위기가 중요하다.

수업 중 발생한 안전사고의 책임은 누구에게 있나요?

신체 활동을 기반으로 하는 필라테스의 특성상 크고 작은 안전사고는 언제든 발생할 수 있다. 물론, 절대로 발생하지 않아야 하는 안전사고지만, 이와 같은 문제가 발생했을 때 명확한 확인과 대처가 없을 시 비용적 / 시간적 책임을 물 수 있어 명확히 알고 가야 한다.

안전사고의 경위를 따지기에 앞서, 수업을 진행한 직장의 본인 귀속 여부, 직장 내 산재보험 가입에 대한 유무는 반드시 확인해야 한다. 본인이 회사에 소속된 직원이고, 산재보험이 명확히 가입된 센터라면 발생한 문제에 대해선 스스로 해결하지 않고 대표자에게 요청해 보험으로 처리하는 것이 서로에게 매우 현명하다. 하지만, 프리랜서 신분으로 수업을 진행하는 강사의 경우, 이러한 보호를 받을 수 없어 발생한 문제에 대해 직접적으로 해결해야 하는 상황에 처할 수 있다.

보호를 받지 못하는 강사들은 수업 간 반드시 유념해야 하는 몇 가지가 있다. 직접적인 회원 접촉을 통한 부상이 발생한 경우는 법적 책임을 피해 가기 힘들다. 강사의 접촉으로 인한 부상으로 볼 수 있기 때문이다. 필라테스 티칭의 경우, 퍼스널 트레이닝보다는 적은 접촉과 큐잉을 통해 수업을 이끌어 갈 수 있음으로, 이점에 대해 반드시 유의해야 한다. 또한, 티칭 간 회원 상태에 대한 지속적인 확인이 필요하다. 동작을 수행함에 있어 지속적인 체크로 회원이 자의에 의해 수업을 진행한다는 것을 확인해야 하는 것이다. 불편함을 토로하는 회원에 대한 무리한 동작이나 지속적 수행을 요구하는 것은 매우 위험할 수 있다.

본인 책임에 의해 발생된 사고가 아니라면, 사고에 대해 인정하고 사과하는 것은 매우 위험 할 수 있다. 조금은 냉철하게 들릴 수 있으나, 텍스트로 전달되는 사과성 멘트나 시인은 모두 증거 자료로 남을 수 있음을 기억해야 한다. 이처럼 시설관리자 외에도 강사는 사고를 당하지 않도록 미연에 안전조치를 취할 의무가 있고, 이를 게을리하여 이용자가 사고를 당한 경우 손해배상의 책임 (때에 따라서는 형사상 과실치상 등의 책임)을 부담하게 되기 때문에 이를 각별히 유의하여 안전조치를 완비할 필요성이 있다.

프리랜서도 계약서 써야 하나요?

근로자의 경우에는 근로기준법 등 관계 법령에서 사용자에게 계약서의 서면 교부 의무를 부과하고 있지만, 프리랜서는 근로자의 경우처럼 계약서 작성이 강제되거나 서면 교부를 안 하면 벌금이나 과태료가 부과되지는 않는다. 그렇지만, 프리랜서의 경우에 프리랜서 계약서의 작성이 실질적으로 중요하다. 모든 계약서 작성이 그렇듯이 분쟁을 예방할 수 있고(미리 정해두는 것이 가장 합리적이기 때문에), 분쟁이 발생하더라도 신속하고 명확하게 정리될 수 있기 때문이다. 특히 필라테스 강사의 경우에 근로자인지 아닌지가 다양한 분쟁의 핵심이 된다. 따라서, 프리랜서의 경우에는 명확하게 근로자인지 여부(시간, 계약 기간, 전속 의무 여부, 담당업무의 내용, 수익 배분, 작업 도구 등의 부담자 등)를 정해두어야 이후에도 다툼 없이 건강한 협업 관계를 계속할 수 있을 것이다. 따라서 법정 의무는 없으나 계약서를 작성하는 것을 권장하고 싶다.

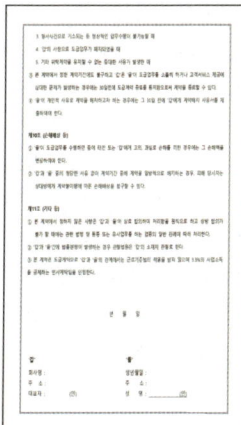
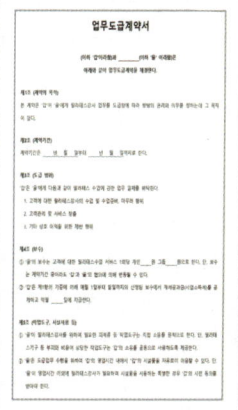
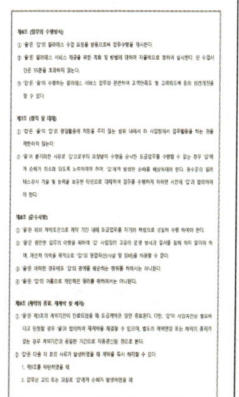

계약서 작성 시 주의할 사항은? (표준근로계약서, 강사계약서)

근로계약은 '근로자가 사용자에게 근로를 제공하고 이에 대하여 사용자는 근로자에게 임금을 지급하기로 하는 계약'을 말한다(근로기준법 제2조 제4호).

근로계약은 구두로도 체결될 수 있지만, 당사자 간 분쟁의 예방과 분쟁 발생 시 신속하고 원만한 해결을 위해서는 그 계약 내용을 서면으로 작성하는 것이 바람직하다.

그렇기 때문에 근로 계약서는 근무 첫날 반드시 작성해야 한다. 첫 출근을 하고 퇴근 시간이다 돼서 작성하자는 말이 없다면 먼저 물어보도록 한다. 만약 계약서를 작성하지 않으면 나중에 신고 대상이 될 수 있기 때문에 정상적인 센터라면 반드시 작성하려고 하는 게 정상이지만, 작성해 주지 않거나 이를 조건으로 세금을 제하지 않고 급여를 주겠다거나 불법적인 부분을 행할 수 있겠지만, 동의해서는 안 된다.

근로기준법과 같은 법 시행령은 임금(구성항목, 계산 방법, 지급 방법), 소정근로시간, 주휴일, 연차휴가 등 핵심적인 근로조건에 관한 사항은 반드시 서면으로 그 내용을 명시하여 근로자에게 교부하도록 사용자에게 의무를 부과하고 있다. 연소근로자, 기간제 근로자, 단시간 근로자 등에 대해서도 관련 법에서 유사한 규정을 두고 있다. 따라서 근로계약을 체결할 때는 임금에 관한 사항을 명확히 하고 (월급으로 정한 것이 아니라면 주휴수당의 포함 여부 등을 명확히 해야 좋다) 근로시간 중 쉬는 시간이 언제 인지도 구체적으로 적어야 한다. 일주일에 하루는 반드시 주휴일로 정해야 하는데 꼭 일요일이 아니어도 되므로 운영에 맞게 미리 정해두고 연차휴가는 최근의 법 개정이 된 부분을 확인해서 분쟁이 발생하지 않게 해두는 것이 좋다. 이 밖에도 근로계약 기간을 정확히 해두는 것이 필요하고, 시용기간이나 수습 기간을 정했다면 구두로 하지 말고 계약서에 명시해야 인정받을 수 있다는 것을 체크해야 한다. 근로계약은 법에서 의무적으로 적으라고 한 것뿐만이 아니라 꼼꼼하게 작성해야 분쟁의 소지가 줄어든다는 것을 명심해야 한다.

※근로기준법 제17조(근로조건의 명시)
① 사용자는 근로계약을 체결할 때에 근로자에게 다음 각 호의 사항을 명시하여야 한다.

근로계약 체결 후 다음 각 호의 사항을 변경해도 또한 같다.
1. 임금
2. 소정근로시간
3. 제55조에 따른 휴일
4. 제60조에 따른 연차 유급휴가
5. 그 밖에 대통령령으로 정하는 근로조건

② 사용자는 제1항 제1호와 관련한 임금의 구성항목 · 계산 방법 · 지급 방법 및 제2호부터 제4호까지의 사항이 명시된 서면을 근로자에게 교부하여야 한다. 다만, 본문에 따른 사항이 단체협약 또는 취업규칙의 변경 등 대통령령으로 정하는 사유로 인하여 변경되는 경우에는 근로자의 요구가 있으면 그 근로자에게 교부하여야 한다.

※근로기준법 시행령 제8조(명시하여야 할 근로조건)
법 제17조 제1항 제5호에서 "대통령령으로 정하는 근로조건"이란 다음 각호의 사항을 말한다.
1. 취업의 장소와 종사하여야 할 업무에 관한 사항
2. 법 제93조 제1호부터 제12호까지의 규정에서 정한 사항
3. 사업장의 부속 기숙사에 근로자를 기숙하게 하는 경우에는 기숙사 규칙에서 정한 사항

※기간제 및 단시간근로자 보호 등에 관한 법률 제17조(근로조건의 서면 명시)
사용자는 기간제 근로자 또는 단시간 근로자와 근로계약을 체결하는 때에는 다음 각 호의 모든 사항을 서면으로 명시하여야 한다. 다만, 제6호는 단시간 근로자에 한한다.
1. 근로계약 기간에 관한 사항
2. 근로시간 · 휴게에 관한 사항
3. 임금의 구성항목 · 계산 방법 및 지급 방법에 관한 사항
4. 휴일 · 휴가에 관한 사항
5. 취업의 장소와 종사하여야 할 업무에 관한 사항
6. 근로일 및 근로일별 근로시간

급여에서 떼어가는 원천세는 어떤 금액이고, 왜 떼어가는 건가요?

프리랜서로 첫 급여를 받는 강사들이 가장 많이 하는 질문은 본인이 계산했던 급여와 실제 지급액이 왜 차이 나는지, 내 급여에서 3.3%를 제하고 주는지 모르는 경우도 많은데 차액이 발생하는 이유는 간단하다. 사업주가 '원천징수' 한 금액을 지급하기 때문이다. 이러한 원천징수란? 근로소득, 사업소득, 기타소득, 퇴직소득에 대해 부과되는 세금을 사업주가 미리 떼어 신고하는 것을 말한다.

즉, 소득에 대한 세금을 사업주가 대신 납부 하기 위해 프리랜서의 경우 인적 용역 사업소득으로 받는 급여에 3.3%를 제외하고 지급한다. 이때 납세자를 원천징수 의무자라 지칭한다. 또한 이와 같은 방법으로 세금을 대신 납부하는 이유는 간단하다. 프리랜서 강사가 본인이 받아야 하는 급여의 100%를 지급받고 직접 세금을 계산해 납부하는 불편함을 없애기 위함이다.

원천징수의 종류

원천징수대상 소득	원천징수세율(지방소득세 포함)
① 이자 · 배당소득	지급액의 15.4% (사채이자는 27.5%)
② 인적용역 사업소득	지급액의 3.3%
③ 근로소득	월지급액에 간이세액표 적용
④ 기타소득	기타소득금액의 22%
⑤ 연금소득	월지급액에 간이세액표 적용
⑥ 퇴직소득	퇴직소득세 결정세액(지방소득세 포함)

4대 보험 가입자는 왜 급여가 더 적어지나요?

'4대 보험 세금 얼마나 납부하는 걸까?' 프리랜서 강사가 아닌 4대 보험을 취득한 강사들의 경우 4대 보험 및 소득세를 제외한 실수령액을 받게 되면 놀라는 경우가 많다. 특히, 3.3%에 대한 세금만 제외하고 급여를 받던 강사의 경우에는 납부 세금이 훨씬 커지기 때문에 더 그렇게 느낄 것이다.

4대 보험은 국민연금, 건강보험, 고용보험, 산재보험을 뜻하며 국민연금은 노후 소득 보장을 위해 국가에서 시행하는 제도를 뜻하며, 건강보험은 고액의 진료비로 가계에 과도한 부담이 되는 것을 방지하기 위한 제도이며, 고용보험은 실업보험사업, 고용안정 사업과 직업능력 사업을 통해 운영하는 제도이다. 마지막으로 산재보험은 업무상의 사유에 따른 근로자의 부상, 질병, 장애 또는 사망에 대비하는 사회보장 제도를 뜻하며 이러한 4대 보험을 취득하게 되면, 강사(근로자)와 사업주(대표) 모두 세금을 납부하게 된다.

실제 수령하게 되는 급여는 위 내역과 소득세를 제외한 금액이라고 생각하면 된다. 그렇다면 각 보험은 급여에서 얼만큼의 비율로 납부하게 될까?

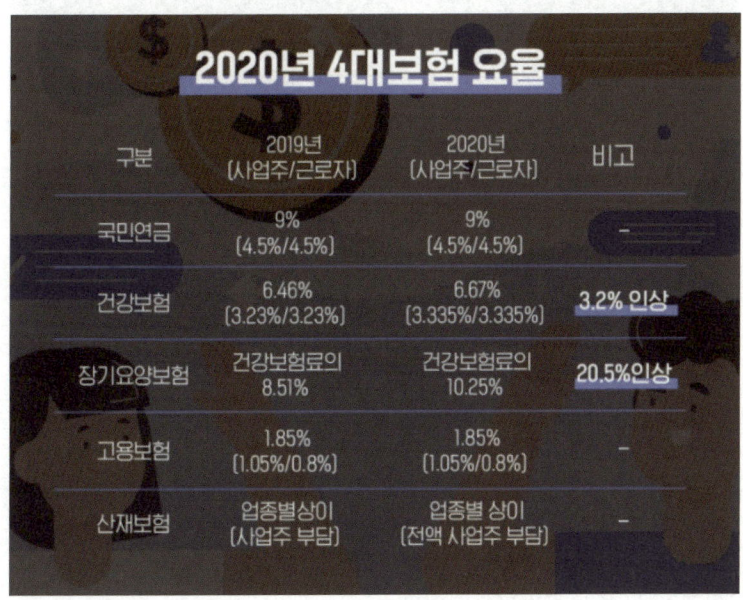

위 표에서도 확인할 수 있듯이 매년 4대 보험율은 달라진다. 20년 기준으로는 건강 보험료와 장기요양 보험료가 인상됐다. 또한, 사업주와 강사가 납부하는 비율은 다르다. 최근에는 급여의 실계산이 가능한 사이트도 많으니, 직접 계산도 편하게 할 수 있다. 예를 들어, 이번달 급여가 200만원 이 측정된 'B'강사가 있다고 가정하고 4대 보험료는 어떻게 측정될지 계산해보겠다.

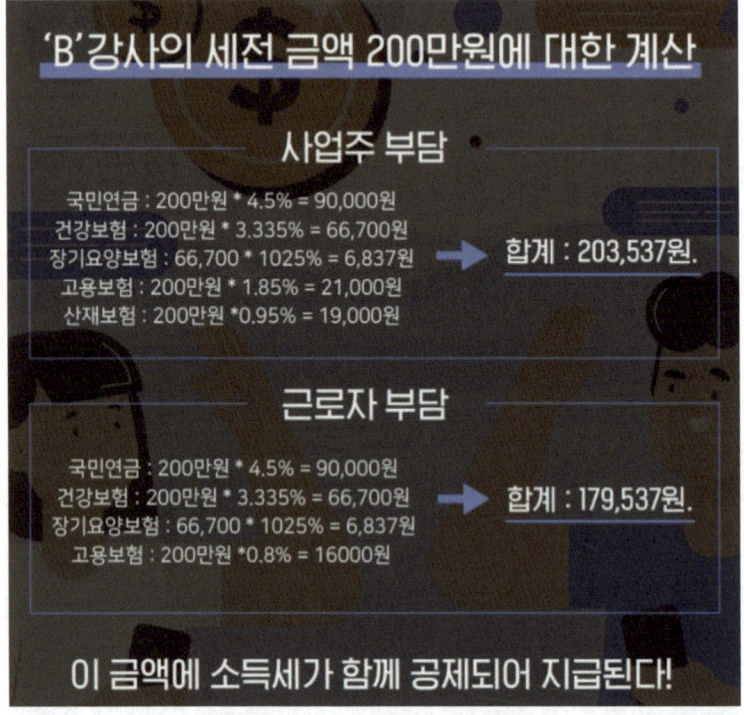

근로자는 대략 18만원에 보험료가 잡힌 것을 알 수 있다. 그렇다면 실수령액은 180만원 가량이 되어야 하지만, 실제 받는 수령액은 그보다 적다. 4대 보험과 별개로 소득세가 붙기 때문이다. 소득세는 소득별 구간을 나눠, 세금을 구분 해 놓은 '간이세액 조건표'를 기준으로 한다. 소득이 높을수록 높은 소득세가 측정되며, 추후 '연말정산' 시 더 많은 소득세를 납부한 경우 환급받게 된다. 4대 보험 가입 시, 실 수령액은 줄어들지만, 퇴직금, 대출, 정부 지원사업 등은 4대 보험 취득 인원만 가능하니 참고하길 바란다.

필라테스 스튜디오 창업하면 얼마 정도를 벌 수 있나요?

솔직하게 이야기하자면, "필라테스 스튜디오 창업을 하면 얼마를 벌 수 있나요?" 라는 질문은 명확한 우문이다. 스튜디오의 규모나, 근무 인원수, 수업단가, 급여 시스템, 운영시스템, 지출 비용, 운영 비용에 따라, 그 수익이 천차만별이기 때문이다. 어떤 스튜디오는 월 몇천씩 벌어들이는 곳도 있지만, 어떤 스튜디오는 반년을 채 못 버티고 문을 닫기도 한다. 아니, 요즘 시장에서는 3년 이내 폐업률이 70%를 넘어갈 정도이다. 그 때문에 많은 강사들이 본인의 스튜디오를 창업하는 것을 목표로 하지만, 애석하게도 그중에 사업에 성공하는 사람들은 극소수다. 강사로서 하이 커리어를 이루는 것이, 사업으로도 성공할 수 있다는 뜻은 아니지만, 대부분의 강사들이 이 두 가지를 헷갈려 하기 때문이다. 필자도 17개 지점의 필라테스 스튜디오를 운영하고 있지만, 강사로서 활동하는 것과 사업을 영위하는 것에는 매우 큰 편차가 있었다.

성공적인 스튜디오 창업을 위해서 필요한 것은 당장 기본적인 것만 나열하더라도, 명확한 컨셉과 수익 모델, 독보적인 컨텐츠, 명확하고 효율적인 운영시스템, 인력을 구하고 관리하는 HR 시스템, 홍보 마케팅에 대한 올바른 지식, 세법 / 고용노동법 / 소방법 / 운동시설업에 대한 기본적인 법률 지식, 타 사업자가 쉽게 따라 할 수 없는 독창성, 데이터베이스와 그 활용도에 대한 이해 등이 있다. 이런 기본적인 것들에 대한 것도 준비가 되어있지 않은데 스튜디오를 오픈하려는 계획을 갖는 것은 마치 캐딜락이 뭐지도 모르는데 필라테스 수업을 하려고 하는 것이랑 다를 것이 없다. 결과는 당연히 폐업으로 이어질 것이다. 하지만, 만약 여러분이 필자가 위에 열거한 요소들을 모두 명확히 이해하고 준비가 되었다면, 나는 스튜디오 창업을 적극적으로 권장한다. 서울 주요 상권에 있는 40평 규모의 잘 운영되는 샵을 예로 든다면, 투자금은 1억 5천만원 전후인데 매출이 잘 나오는 달은 4000~5000만원까지 나오며, 순익은 1000~1500만원까지 간다.

투자금을 1년도 채 안되서 걷을 수 있는 사업구조는 그리 많지 않은 것을 생각했을때, 필라테스 스튜디오 창업은 좋은 구조의 사업임은 분명하다. 성공했을 때의 수익률이 좋은 만큼 그 위험성도 크기 때문에, 이 글을 읽고 있는 독자 여러분이 혹시 창업을 계획하고 있다면, 아주 오랜 고민에 걸쳐 완벽한 준비가 되었을 때 도전하기를 권유한다.

필라테스 스튜디오 창업 방법

필라테스 강사를 시작하며 단순히 나는 평생 강사만 할 거야 하면서 시작하는 사람은 없을 것이다. 대부분 나도 나중에 창업해야지 또는 제2의 직업으로 처음부터 창업을 계획하고 시작하는 분들도 있을 텐데 창업을 단순하게 강사의 연장선이라고 생각하는 예비창업자가 많다. 사실은 창업을 통해 대표나 원장이 되는 것은 강사에서 새로운 직업을 갖는 것이라 봐도 무방할 정도로 새로운 일들을 해야 한다.

아무래도 강사 마인드로 창업을 하려는 사람들이 많다 보니 크고 작은 오류들을 범하게 되는데, 그것들을 최소화하기 위해서는 전체 과정에 대한 이해도를 높이는 것이다. 지피지기면 백전백승, 적(창업 과정)을 알고 나(현재의 상태)를 알아야 이길 수 있다. 만약 적도 모르고 나도 모를 경우, 마치 운동에 문외한인 일반인이 유튜브를 보고 운동을 지도해 효과를 보겠다는 것과 같다. 또한 창업 이후에는 강사일 때와는 같은 하루를 보냈어도 180도 다른 결과를 가져온다. 아무 성과 없이 하루를 보냈을 때 강사 시절에는 0원에 그치지만, 창업 이후에는 임대료, 관리비, 인건비 등 엄청난 마이너스를 만들어 낸다. 그러므로 반드시 전체 과정을 이해하여 비효율적인 업무 처리를 최소화해야 하며 그것이 대표의 중요한 역할 중 하나이다. "이런 정보들을 공유하는 이유는?" 사실 매우 번거롭고 성가신 일이지만, 많은 창업 선배들의 폐업과 일명 먹튀(환불 없이 나 몰라라) 하는 무책임한 행동 때문에 건강 시장에서 피트니스, 필라테스에 대한 부정적인 경험들이 쌓여가고 있다. 그 결과로 시장이 망가지고 있으며 점점 창업하기 힘들어지는 상황으로 몰리고 있다. 시장이 건강해야 창업도 할 만하다. 그래서 이렇게 고생해 겪은 것들을 공유하려고 한다. 건강한 시장을 만들었으면 좋겠다. 반드시 최소한 이 과정을 통해 전체 과정을 이해하길 바란다. 사업은 자원봉사도 아니며 내가 원하는 것을 자아실현 하는 도구도 아니다. 현실적으로 수익 구조는 바로 세우고 돌입해야 한다. 은사님께서 10년 전에 말씀하신 말이 떠오른다.

"사업은 미래의 벌 돈들을 미리 받는 것이라 생각해야 해, 당장 조금 잘 버는 것으로 만족하면 안 돼" 많은 예비창업주를 만나서 이야기를 나누다 보면 수익구조는 고려하지 않은 체 "이렇게 하면 좋을 것 같아서요", "이렇게 하고 싶었는데 안 되나요?"라는 말을 90% 이상 들어왔다. 시쳇말로 "할많하않" 이다. 최소한 수익구조를 만들 때 최대 수용인원이 몇 명이며 객단가가 얼마인지, 고정지출은 얼마인지를 상세히 따져보길 바란다. 단적인 예시로 구조를 잘 만들어 놓은 곳은 700만원의 매출이 나와도 마이너스가 아니나 잘못된 구조에서는 3천만원이 넘어도 마이너스인 곳이 있었다. 내가 창업을 하면 최상의 수익구조 VS 최악의 수익구조 어떤 걸 만들려고 하는지 생각을 꼭 해야 하며 해부학을 공부하듯, 운동하듯 철저한 고민을 하길 바란다. 특히 관리자 경험조차 없이 바로 창업을 한다면 강사 때 막연히 수업료가 적다고 생각하고 나는 많이 주고, 강사들한테 잘해줘야 한다는 생각만으로 급여를 설정하고 한다면 앞에서 벌고, 뒤에서 다 까먹는 오히려 마이너스인 경우가 발생 할 수 있기 때문에 꼭 철저한 계산을 해야만 한다. 창업은 내가 기술자로서 운동만 잘 가르치면 되는 강사와는 완전히 다르다. 그래서 오히려 운동도 안 해본 대표들이 운영을 철저히 계획하고 지점을 잘 확장해 나가는 것에 비해 강사 경력이 오래된 원장님이 강사 때처럼 수업에 집착하느라 다른 수많은 중요한 부분을 놓치고 있을 수 있다.

필라테스 스튜디오를 창업하기 위해서는 크게 5가지로 나누어진다.
상권분석, 임대차(부동산) 계약, 사업자 등록, 운영 및 마케팅, 구인 구직.

첫 번째로 상권 분석이 필수적이다.
상권 선택에 의해 같은 자원 투자 대비 평균 매출에서 2천만 원 이상의 차이를 경험했고 현재도 경험하고 있다. 내 느낌이나 부동산의 추천보다는 수치로 냉철하게 볼 필요가 있다. 1:1 전문 스튜디오를 기준으로 상권을 점검할 때는 최소 2가지는 체크 해야 한다.

▶ 유효 고객층, 고객의 소비력 검증이 필요하다. 단순 주거 인구가 많은 곳, 유동인구가 많은 곳으로 보는 것보다는 조금 더 구체적으로 보길 권한다. 이러한 유효 고객층의 나이대(연령층), 소비력이 대표적이며 이것을 보기 위해서는 'X-ray map http://www.biz-gis.com/XRayMap/' 에서 해당 지역에 위치한 유동, 주거 인구와 평균 연봉과 상가당 지출을 점검할 수 있다. (네이버 부동산을 활용하는 것도 한 가지 방법이다.)

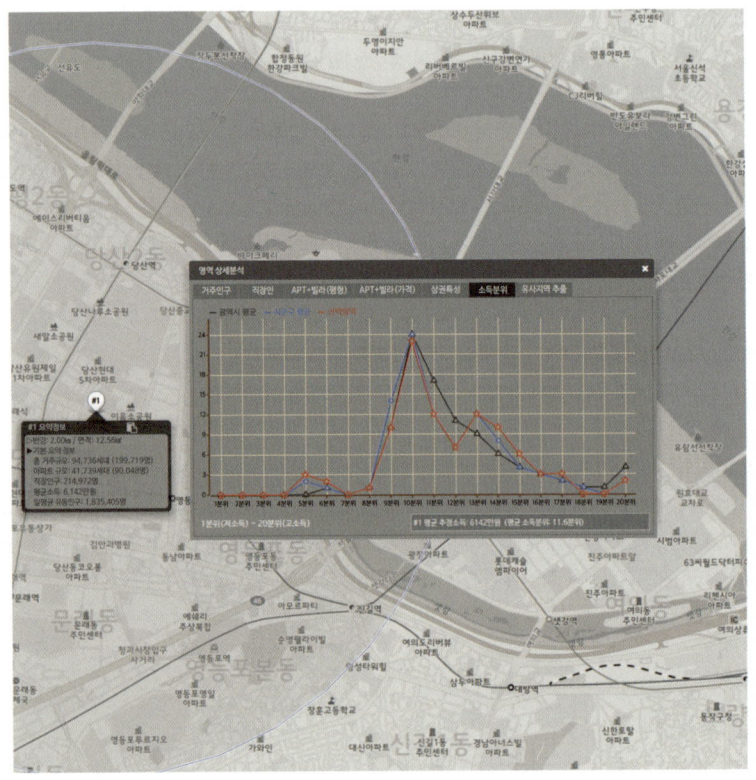

네이버 부동산 land.naver.com
뉴스 · 매물 · 분양 · 커뮤니티 · 경매
매매 및 임대 물건정보, 아파트 **부동산** 시세, 분양정보, **부동산** 뉴스 제공.

두 번째로 임대차(부동산)계약은 부동산을 통해 매물을 조사한 후 건물주와 계약하는 것이다. 이 때부터 창업의 시작이므로 정신을 똑바로 차려야 한다. 임대차 계약 시에는 혹시 모를 법적인 부분의 리스크를 줄이기 위해 공인중개사를 통해 체결하는 것을 추천한다. 다만 상권분석 정도는 중개인에게 맡기기보다 직접 하는 것을 추천해 드린다. 중개인은 매물을 판매하는 것이 목적이므로 정확한 상권분석을 해주진 않는다. 개인 간의 거래일 때는 상가 건물의 등기부 등본을 확인하여 저당권이나 압류권 등의 여부를 확인해보는 것을 추천해 드리며 최악의 상황인 경매에 넘어갈 정도의 복잡한 건물의 계약은 피하는 게 좋다(요즘은 공인중개사를 이용하면 공인중개사가 준비해준다). 그리고 계약서상의 원상복구 여부를 어디까지 할지 건물주와 명확히 해야 한다. 나중에 사업장을 정리할 때 논란의 여지가 있을 수 있다. 간혹 무료 렌탈이나 보증금을 낮추기 위해 협의하다 보면 계약 기간을 길게 요구하는 건물주들이 있는데 장기계약은 후에 곤란한 상황이 생길 수 있음으로 적당한 기간으로 계약하는 것이 좋다. 또한 일반적으로 부동산에서 매물을 소개할 때는 보증금과 월세만 제시하나 실제 지출은 그보다 높다. 월세에 곱하기 10%를 하여 부가세를 추가해서 생각해야 하고 건물마다 부과되는 관리비도 추가된다. 관리비는 평균적으로 임대평수 기준 평당 6천원 정도 이며(서울기준) 40평 기준 약 40만원 정도 추가된다고 생각하면 된다. 자칫 잘못 계산하여 계약까지 했으나 월세와 관리비가 부담되는 상황이 오지 않도록 미리 예상해야 한다. 계약 후에는 부동산에게 중개수수료를 납부해야 한다. 보증금과 월세를 고려하여 금액이 책정되며 협의하에 0.9%를 낼 수도 있고 0.4%낼 수도 있다. 퍼센트는 적은 차이지만, 실질적인 금액은 150만원 이상 차이가 나기때문에 반드시 계약 전 부동산에 중개 수수료에 대해 언급을 해두어야 한다.

무료 렌탈 (인테리어 기간으로 월세를 받지 않는 기간을 말하며 보통 1달에서 2달 최대 6달 이상을 해주는 경우도 있다.)

세 번째로 임대차 계약 후 세무서에 가서 사업자 등록을 해야 한다.
필라테스 스튜디오 사업자등록은 사실 법적으로 크게 어려움이 없어 전공자가 아니더라도 누구나 할 수 있음으로 크게 어려움이 없다. 헬스, 복싱, 유도 등 다른 운동 종목들은 생활 스포츠 지도사 자격증(국가 발급)이 필수이며 구청에 체력단련장 허가를 받아야 하지만, 필라테스는 별도의 요구사항이 없는 것이 현재의 상황이다. 임대차 계약 후 바로 세무서에서 사업자 등록하는 것을 추천한다. 전화, 간판, 카드단말기 등 사업자가 있어야 신청할 수 있기 때문이다.

네 번째로 운영 및 마케팅이다.
많은 예비 창업자들이 창업만 하면 고객이 온다고 생각하나 매우 잘못된 생각이다. 홍보를 하지 않으면 아무도 오지 않는다는 것을 명심해 미리 홍보 계획을 설립해야 한다. 필라테스 스튜디오의 메인 홍보 채널은 네이버이므로 미리 네이버 블로그, 플레이스 등을 공부해두는 것을 권한다.

다섯 번째로 구인 구직이다.
1인 샵이 아니라면 반드시 직원이 필요한데 필라테스로 통하다, 스포드림, 알바몬, 알바천국, 호호요가 등 가장 활성화 되어 있는 커뮤니티를 활용하는 것이 좋다.

이외에도 창업을 위해 알아야 하는 것이 수 없이 많이 있지만, 추후에 창업 편을 통해 더 많은 정보와 운영 노하우 들을 공유 하도록 하겠다.

오피스텔에 필라테스 창업해도 되나요?

처음 사업을 시작하는 예비창업자들에게 가장 큰 걱정거리는 바로 초기 투자금이다.
그렇다 보니 자연스레 적은 금액으로 시작할 수 있는 곳을 찾게 되는데, 그중 가장 매력적인 곳이 바로 '소규모 오피스텔 스튜디오'이다. 하지만, 정말 시작할 수 있는 곳이 맞을까? 인테리어 비용도 1/10, 고정비도 절반인 오피스텔의 매력적인 조건에는 치명적인 오류가 있다. 오피스텔 상업 용도(일반적으로 1~2층)를 제외한 주거 용도의 층(일반적으로 3층 이상)에서 필라테스, PT 영업은 건축법 위반으로 불법 영업 행위이다. 임대차 계약 후 세무서에 가면 필라테스 서비스로 사업자 등록증까지 발급되나 세무서와는 별개로 구청 건축과에서는 불법으로 규정한다. 처음에는 구두 경고로 끝날 수 있지만, 재차 신고를 받으면 벌금뿐만 아니라 영업정지까지 받게 되므로 애초에 철저하게 체크한 후 계약해야 한다. 영업이 가능한 오피스텔 상가인지 알아볼 수 있는 방법은 임대차 계약서상 '용도'라고 적힌 곳에 '근린생활시설'로 적혀 있어야 한다. (구체적인 내용은 생활법령정보를 참고 https://bit.ly/38MeNHz 하기 바란다) 간혹 오피스텔에서 운영하면 안 된다는 것을 모르고 덜컥 계약하는 경우가 있다. 문화체육과에 문의를 해본다면 필라테스는 자유업이므로 체육시설업 아니라 오피스텔 상관 없다라고 답을 하는 경우가 있지만, 건축과는 이와 반대로 용도가 업무용 (사무용)이기 때문에 필라테스는 불가하다. 구마다 법은 같으나 담당자의 해석이나 대응이 다르니 참고해야 하는데 담당자들도 막상 잘 모르고 얘기 했다가 이러한 법을 잘 알고 있는 경쟁사에서 민원을 제기하면 말을 바꾸는 경우도 허다 하기 때문에 나중에 문제가 생겼을 때 책임을 회피하는 경우가 많으므로 주의해야만 한다. 이미 오피스텔에 창업을 해서 운영을 하고 있는 분들도 많이 있지만, 대부분 모르고 그냥 세무서에서 사업자 나왔으니 해도 되겠지 하고 있다가 나중에 주변 경쟁 업체에서 신고를 해서 건축과에서 단속을 나와서 그때서야 불법이였구나를 깨닫고 당황하시는 분들이 많으실 수 있다. 물론 전부 불가능 한 것은 아니지만, 오피스텔 상가층이 아닌 경우에는 대부분 불법이라고 생각하면 된다. 특히 필라테스 기구 이외에 중량을 다루는 기구가 들어간다면 체육시설과 관련된 법률 위반으로 걸릴 수밖에 없기 때문에 준비해야할 부분도, 신경 써야 할 부분도 많다.

사업에는 많은 리스크가 존재하나 오피스텔 계약만큼 슈퍼 하이 리스크는 없음으로, 인지했다면 최우선 순위에 두고 해결해야 한다. 더불어 모든 오피스텔 스튜디오가 해당하는 것은 아니지만, 고정비가 적은 것을 활용해 레슨의 단가를 낮추는 경우가 많아 인근 상가 스튜디오에서 피해를 보는 일이 적지 않다. 건강한 시장을 위해서 그리고 무고한 피해자들이 발생하지 않도록 불법 영업 행위를 근절하는 것에 많은 예비창업자들이 동참하길 바란다. 신고 방법은 구청 건축과에 직접 전화 or 온라인 민원을 통해 업체명/연락처/주소/증거 사진 등을 첨부하여 신고하면 된다.

만약 창업이 가능한 오피스텔이나 소규모 샵을 계획하였다면 아래 참고할 만한 사항들을 몇 가지 제시해 보겠다.

1) 아무래도 기존 샵과는 분위기가 다르기 때문에 우선 운동할 수 있는 분위기를 만들어주는 게 좋다. 오피스텔 인테리어는 완전히 바꾸기엔 한계가 있으니 조명을 최대한 이용해서 분위기를 바꿔주고, 식물이나 조명과 어울리는 화이트 가구를 이용하는 게 좋다. 이러한 시설들을 이용해서 사진의 이미지를 담아주어야 기존 샵과 경쟁을 할 수 있다.

2) 오피스텔 창업은 거의 1인 샵이기 때문에 회원님들 수업 스케줄과 소진에 대한 전략을 잘 구성해야 한다. 기존 샵은 개인 레슨에 대해 최대한 높은 횟수로 세일즈를 계획하지만, 1인 샵은 그렇게 되면 다달이 수입에 대한 폭이 커지기 때문에 전략을 계획할 때 최소 횟수로 등록시키고, 장기로 하실 분 같은 경우는 중간 횟수를 두고 전략을 짜면 다달이 이에 대한 수입의 안정적인 폭이 형성될 수 있다. 단 가격표는 높은 횟수를 꼭 포함해서 보여주는 게 좋다.

3) 오피스텔이라고 해서 기구를 하나만 들여놔도 될까라고 생각할 수도 있겠지만, 기구 모두를 갖다 놓는 것을 추천 한다. 장기 고객으로 갔을 때 수업 절차와 시퀀스 자체에 대해 문제를 지적할 수 있기 때문에 초기 비용이 많이 나와도 나중에 큰 샵으로 이전한다고 가정했을 때를 생각한다면 다 사는 게 좋다.

창업할 때 자격증이나 협회가 중요한가요?

프렌차이즈를 운영하는 협회의 경우 가맹계약을 통해 도움을 받을 수 있으나 개인 브랜드를 오픈할 경우에는 크게 중요하지 않다. 타 업종의 연맹, 연합, 협회의 이름을 기억 못 하듯 고객들도 강사가 협회명, 자격증명을 이야기하더라도 기억하지 못하고 사실 기억할 필요가 없으며 크게 중요하게 여기지 않는 경우가 대부분이다. 자격증이나 협회의 브랜드를 보고 등록하는 경우는 매우 극소수이며 애초에 기대를 하지 않는 것이 좋다. 협회 선택 시 필라테스 강사들 사이에서 이름이 유명한 협회를 고르는 것도 중요하지만, 협회가 본인이 지향하는 교육 방향과 일치하는지 알아보는 것이 더욱 중요하다. 또한 자격증을 많이 취득하기 위해 무작정 자격과정을 쫓아 다니기보다는 핵심 자격증을 취득(국가 자격증 or PMA 국제공인 자격증)을 하고 본인이 부족한 부분을 채우기 위한 교육을 찾아다니길 권한다.

그렇다면 창업을 할 때 중요하게 생각할 것은 무엇이 있을까?
첫 번째는 바로 필라테스의 본질인 몸의 변화를 만들어낼 수 있는 티칭 실력이다. 원활하게 장기간 사업 운영을 하는 사람들의 공통점은 티칭 실력은 당연히 우수하거니와 대화만 해보아도 실력이 우수함을 느낄 수 있다. 실력이 우수하면 고객들이 구두 상담이나 1회 체험 수업만 받아보아도 등록하게 되어 있으며 기존 고객들의 지인 소개를 통해 원활하게 운영할 수 있다.

두 번째는 구인 능력이다. 원장으로서 우수한 실력을 갖추면 구인할 때 보는 눈이 생겨 실력이 우수한 선생님을 구인할 수 있게 된다. 함께 일하는 선생님들은 센터의 얼굴이며 선생님 한 명 한 명의 실력이 고객들에게 큰 영향을 미치므로 아주 중요하다.

창업을 할 때 중요하게 생각해야 할 것은 무수히 많지만, 그 중 당연히 갖추어야 할 요소를 소개했으며 창업의 길은 멀고 험난하므로 철저한 준비 후 창업하길 권한다.

필라테스 강사가
알아야 할
모든 것

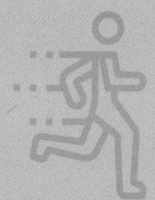
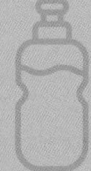

3장
필라테스 강사들이 궁금해 하는 것?

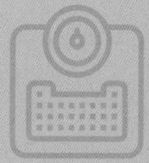

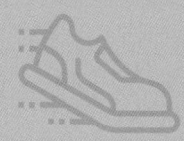
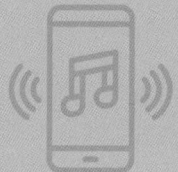

3장. 필라테스 강사들이 궁금해 하는 것?

필라테스 강사라는 직업이 유행이 지날까요 ?

국내에서 필라테스의 인지도와 파급이 급격하게 일어난 탓에, 필라테스 업종 지속성에 대한 의문은 사실 오래전부터 끊임없이 제기되어 왔다. 이전에 유행을 탔던 EMS 나 플라잉 요가 같은 종목들이 거품이 빠지며 불황에 접어든 것처럼 필라테스 또한 그러지 않을까라는 불안 심리에 기인한 것이다. 결론부터 말하자면 필라테스는 타 유행 종목처럼 유행이 지나갈 것이라고 보이지 않는다. 그 이유들에 대해 이야기 해보고자 한다.

첫 번째, 이미 유행으로 인한 호황 시대를 넘어 하나의 문화로 정착 되었다.
우리나라 운동업계의 역사를 돌이켜보면 유행을 탔던 종목들은 그 수명이 2년을 채 버티지 못하는 경우가 많았다. 하지만, 필라테스의 경우 2016년도 이래로 여성들의 여가 스포츠 활동 점유율 1위를 굳건하게 지키고 있다(통계청, 2016~2019. 국민 여가 스포츠 참여실태 조사) 수요에 비해 공급의 과잉되는 현상덕에 산업군이 하향하는 것처럼 느껴질 수는 있지만, 분명 필라테스 참여 인구는 매년 꾸준히 증가하는 추세이다.

두 번째, 필라테스를 대체할 운동이 없다.
필라테스 고유의 여성적이고 전문적인 이미지와 체형을 기반으로 한 운동 메커니즘, 특유의 느리게 이어지는 리듬감을 대체 할 운동은 오랫동안 나오지 못할 것 같다. 본래 하나의 운동 종목이란 그 완성도에 있어서 오랜 역사와 시간이 필요함과 동시에 대중의 수요 또한 충족되어야 한다. 필라테스의 유행이 끝나려면, 필라테스와 비슷한 색깔과 문화를 지닌 운동이 대중의 관심을 받아야 하는데, 현재로선 자이로토닉이 유일하지만, 비싼 기구 값과 폐쇄적인 협회 문화 때문에 쉽지 않아 보인다.

세 번째, 발전하는 전문성 문화

물론 무분별하게 발급되는 자격증 때문에 필라테스 업계 자체의 전문성이 의심받는 상황이 벌어지긴 했지만, 기존 강사들이 전문성을 추구하는 문화 또한 함께 자리잡혀 가고 있다. 한때 영업에만 열을 올린 피트니스 시장이 전문성 없는 트레이너들 때문에 대중의 외면을 받았던 것과는 다르게, 끊임없이 새로운 지식을 추구하는 필라테스 고유의 문화는 필라테스 시장을 더 굳건히 만들 것이라 확신한다.

한 가지 덧붙여 이야기 하고 싶은건 필라테스 시장과 필라테스 강사라는 직업 자체의 유행이 끝나지는 않겠지만, 경쟁력과 전문성이 결여된 필라테스 스튜디오와 강사에게는 미래가 없어질 것이다. 얼마전만 해도 시장의 성장이 너무 급격하게 일어난 탓에 경쟁력과 전문성 없이도 성업을 이룰 수 있었지만, 점점 공급 과잉과 경쟁 과잉으로 인해 곧 공급의 조절이 일어날 것이기 때문이다.

국내 vs 국제 자격증 무슨 차이 인지, 무엇이 더 좋나요?

국내 자격증과 국제 자격증을 논하기 전에 앞서 국제 자격증에 대한 이해가 필요하다. 국제 자격증이란 기본적으로 국가와 국가 간에 해당 자격을 상호 인정해 줘야지만, 효력이 발생한다. 요컨데, 국제 운전 면허증이나 국제 변호사가 이에 해당한다. 때문에 국제 자격증의 기본 요건은 해당 자격이 국가의 인증을 받는 국가 공인이어야 한다는 것이다. 하지만, 아직 국내에는 필라테스에 관련된 공인 자격증 조차 없을뿐더러, 국제적으로 통용되는 타 국가의 필라테스 관련 자격증도 존재하지 않는다. 다시말해, 국제 필라테스 자격증이란 없는것이다. 이유는 필라테스 자격의 객관적인 기준과 지표를 만드는 것이 불가능하기 때문이다. 때문에 국내에서 발급되는 모든 필라테스 관련 자격증은 민간등록 자격증의 형태이며, 몇몇 협회의 자격증들은 심지어 민간 자격 등록도 되어있지 않은 경우가 많다. 그렇다면 많은 협회에서 주장하는 국제 자격증이란 무엇을 뜻하는 걸까? 크게 두 가지로 요약할 수 있을 것 같다. 민간등록 자격증에 단순히 '국제'라는 말을 표기하여 발급되는 자격증과 해외에 있는 기관의 명의로 되어있는 해외 필라테스 자격증이다. 후자의 경우 해외에서 발급되는 자격증 중에 간혹가다. 국가 공인 자격증이 있긴 하지만, 굉장히 드물고, 우리나라와 마찬가지로 대부분이 민간등록 자격증이다.

먼저 민간등록 자격증에 단순히 '국제' 라는 말을 표기한 자격증에 대해 말하자면, 민간등록 과정에서 자격증 명칭에 단순히 '국제'라는 단어만을 넣은 것이다. 어떠한 자격도 검증도 필요 없으며, 단순히 이름을 지을 때 '국제'란 단어만 넣으면 만들 수 있다. 실제로, 현재 국내에서 흔히 국제 자격증으로 불리는 대부분의 자격증들이 이러한 형태이다. 엄밀히 말하자면, 사기라고 볼 수도 없는것이, 국제적으로 공식화된 국제 자격증이 없기 때문에, 국내에서 발행한 자격증을 들고 해외에서 필라테스 강사활동을 영위하면 그 자격증은 국제 자격증으로 불릴 수 있는 것이다.

종합하여 말하자면 국제 자격증이나 국내 자격증을 분류하는 것이 의미가 있다기 보다는, 협회의 다른 측면들이 훨씬 중요하다. 협회의 커리큘럼 , 아웃풋, 사후관리, 강의 분위기, 자료와 서적, 전문성 등 유명 무실한 협회 이름 보다 협회의 경쟁력 자체가 중요하다고 할 수 있다.

필라테스 지도자 과정 나이 때문에 고민인데, 나이가 중요한가요?

우리나라에 필라테스라는 종목이 활성화된지 오랜 시간이 지나지 않았다. 때문에, 현직 대부분의 강사가 처음부터 운동선수이거나 운동권에 있던 사람이기 보다는 다른 직업군에서 전직을 한 경우가 주로 많다. 그리고 그 만큼 강사들의 연령대가 다양하기도 하다.

실제로 본 협회에서 수강하는 수강생들의 연령대를 분석해보면 편차를 내기 힘들 정도로 20대 초반부터 40대 중반까지 그 연령대가 제각각 이다.

필라테스 이전에 운동 업계의 주류를 이루던 피트니스에서는 그동안 전통적으로 젊고 어린 강사들을 선호하는 경향이 있었다. 때문에, '운동 지도자들은 대부분 젊고 어리다' 라는 인식이 넓게 퍼지게 되었는데, 이는 우리나라에만 있는 독특한 현상이다.

시장의 주류를 이루던 업종이 그런 모습이었기 때문에, 예전에는 아무래도 외모적으로나 체력적으로나 나이가 어린 강사들이 경쟁력이 있었지만, 시간이 지날수록 전문성에 대한 인식이 바로 서기 시작했고 요즘에는 오히려 경력이 부족한 어린 강사보다 나이가 어느 정도 있는 노련한 강사를 선호하는 추세이다. 게다가 필라테스는 해부학과 체형을 기반으로 하는 전문적인 이미지의 종목이기 때문에, 오히려 너무 어려 보이는 강사들이 그 전문성을 의심받게 되는 현상이 자주 발생한다.

결론적으로, 현재 왕성하게 활동하거나 새로운 직업을 위해 공부에 매진하는 40대 강사들을 직접 지켜보고 있는 나로서는 나이는 전혀 중요하지 않다고 자신 있게 말할 수 있겠다.

필라테스 강사로 생존하기 위해 퍼스널 브랜드화가 필요한가요?

10년 전만 해도 퍼스널 필라테스 강사라는 직업이 뭔지도 모르는 사람도 많았고 필라테스라는 말조차 낯설고, 동네에 헬스장, PT 샵은 있었지만, 필라테스 전문샵은 많이 있지 않았다. 그때는 고객이 필라테스 강사를 선택했다기 보다는 등록하면 배정이 되는 단순한 구조였지만, 이제는 한 건물에도 동종 업계만 8개가 넘는 경우도 있고, 마주 보고 있는 건 애교 수준일 정도로 센터나, 샵이 많아졌다. 그만큼 필라테스 강사라는 직업을 종사하는 인구가 포화라 부를 정도로 많아졌고 생존을 위한 치열한 경쟁 사회 속에서 살아남기 위해서는 퍼스널 브랜딩이 필수적인 상황이 되었다.

이러한 퍼스널 브랜딩이 무엇인가 이해하는 것이 필요하고, 핵심은 바로 수많은 필라테스 강사 중 경쟁력을 가진 특별한 "자신" 이 되기 위하는 과정이라고 생각하면 된다. 과거에는 단순히 운동지도자들은 몸이 좋고, 시합에서 우승만 해도 유명해질 수 있었지만, 이제는 매년 열리는 시합이 수십 개를 넘어 수백 개가 되었고, 한 시합에 종목도 수십 개가 있어, 1등이 아닌 강사가 없고, 프로나 그랑프리도 흔해진 시대가 되었다.

그러므로 첫 번째, 자신을 냉철하게 파악하고, 분석해야 한다. 자신의 장점이 무엇인지 강점과 단점이 무엇인지를 파악해야만 운동을 더 열심히 해서 몸을 키워 롤모델이 될지, 공부를 더 열심히 해서 전문지식을 강화할지 등을 결정 할 수 있다. 이 단계가 끝나면 두 번째, 목적, 컨셉, 이미지에 맞게 훈련하고, 개발해야 한다. 예를 들면 시합을 뛰는 이유가 그저 개인의 만족인지 마케팅을 위해서 인지에 따라 그저 내 운동만 열심히 하는 것이 아니라 준비하는 과정부터 결과까지 기록하고 스토리를 만들어 자신만의 컨셉을 정해야 한다. 그래서 요즘 나온 컨셉 중 하나가 휘트니스 모델 양성 전문, 비키니 선수 양성 이런 것들도 이러한 목적과 컨셉을 가지고 스토리와 프로그램을 계발한 사례라고 볼 수 있다.

세 번째, 자신과 고객에게 진심을 더하고 최선을 다해 실행해야 한다. 어떠한 일에 몰두하다 보면 주객이 전도되는 경우도 많다.

특히 시합을 준비하면 시합에 집착해서 필라테스 강사라는 직무를 망각하고 프로 선수로 빙의하여 기본적인 업무조차 등한시하거나, 회원에게 무관심해지고, 성의가 없어지거나, 전문지식을 공부하는 것은 좋은 점이 분명하지만, 어설피 공부한 상태에서 허준으로 빙의하여 필라테스 강사의 업무 영역을 벗어나 문제가 되는 경우도 많기 때문이다.

네 번째, 과거와 달리 이제 자신을 멋지게 포장하고 널리 알려야만 하는데 제야의 고수가 되면 되지 않냐고 생각할 수도 있지만, 그 고독함과 고수임을 알아주고, 관심을 두는 이는 매우 드문 시대가 되었다. 20~30대 젊은 강사들은 SNS 마케팅에 능숙하고, SNS를 자신의 강력한 무기로 삼아 실질적인 퍼스널 브랜딩에 적극적으로 활용해야 한다.

 SNS 마케팅 수단에는 블로그, 페이스북, 인스타그램, 카카오 스토리, 유튜브, 밴드 등 다양한 채널이 있으며 요즘은 플랫폼 시대라고 해서 숨고, 탈잉, 크몽, 클래스 101, 등 에서도 운동지도자들이 스스로를 홍보할 수 있고 이러한 홍보를 통해 고객을 유치할 수 있는 시대가 되었다. 자신이 대상으로 하고자 하는 연령과 성별, 직업군, 사용 목적에 따라 SNS 채널을 선택하는 것이 좋다. 가령 내 주 고객층이 주로 20~30대면 페이스북이나 인스타그램을, 40대 젊은 주부들이라면 카카오스토리를 이용하면 좋다. 검색 결과에 노출되기를 원하면 블로그를 권장하고, 커뮤니티를 만들어 소통 하도록 하고 싶다면 카페를 선택하는 것이 효과적일 수 있으며 이제 영상의 시대기 때문에 적극적인 유튜브를 활용하여 구독자들과 소통을 이어 나가는 것이 필요하다.

다섯 번째, 개인의 역량만 키우는 것이 답이 아니다. 개인이 혼자서 하는 것은 한계가 있기 때문에 뜻이 맞는 팀을 꾸리고 스터디를 하기도 하고, 팀원 전체의 역량을 함께 키워나가야 하며, 워크샵이나 세미나를 통해 자기 계발을 하기도 하고, 평생교육원이나, 학점은행제, 대학원 진학 등을 통해 끝없이 노력해야만 생존할 수 있다.

기구 필라테스와 소도구 필라테스의 차이점이 뭐에요?

사실 큰 개념에서 보자면 소도구 또한 기구 필라테스로 포함된다. 맨몸으로 진행하는 매트 필라테스를 제외하고는 모두 기구 필라테스로 변형할 수 있지만, 통용적인 관점에서 기구 필라테스는 캐딜락, 리포머, 체어, 배럴 등 4 가지의 기구를 이용하는 필라테스를 지칭하며 스프링보드나 코얼라인이나 콤비 제품들과 같은 새로운 기구들이 늘어나고 있는 추세이다. 그리고 그 외의 매트나 짐볼, 밴드, 필라테스링, 폼롤러 등의 작은 도구들을 이용하는 것을 소도구 필라테스라고 지칭한다.

초창기 클래식 필라테스에는 사실 소도구에 대한 개념은 없었다. 하지만, 현대의 다양한 운동기구들과 방법들이 필라테스와 결합되기 시작했고 그 결과로 새로운 운동 방법과 컨텐츠가 만들어지게 되었다. 필라테스의 정통성과 본질을 흐린다고 비판적인 시선을 갖는 사람들도 있지만, 필라테스의 다양한 응용법들과 다른 기구 / 운동과의 결합이 필라테스를 더 보편적이고 다채로운 운동으로 만들었단 사실은 부인할 수 없다.

 지도자 자격증을 취득한 이후 추가적으로 이러한 소도구에 대해 공부하고 싶다면 소도구 필라테스 교과서 시리즈 책들을 참고하기를 바란다.

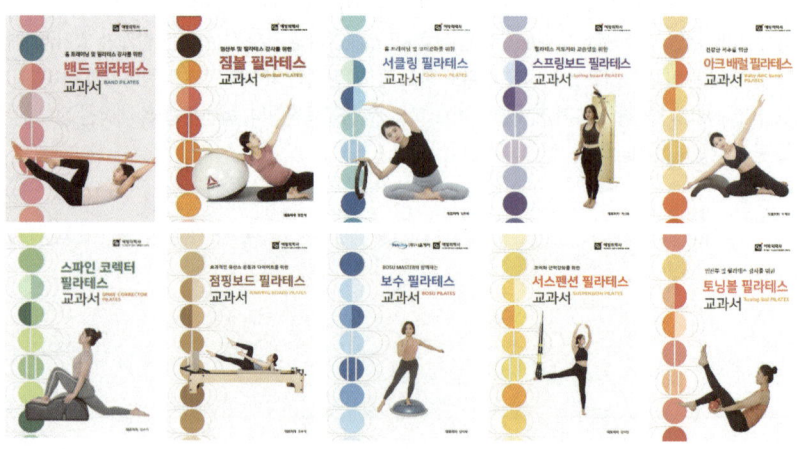

온라인 필라테스 강의 사이트 있나요?

현재 몇 개의 인터넷 강의 전문 사이트에서 필라테스 자격증 또한 진행되고 있다.
보통 집에서 인터넷 강의를 보며, 동작을 따라 하거나 원리나 이론을 배우는 강의로 편성되어 있으며, 전 강의 수료시 자격증이 발부되며, 오프라인 강의에 비해 굉장히 저렴하다. 온라인 강의를 듣고 필라테스 자격증을 취득할 수 있다는 사실에 많은 사람들이 의아해 하는데, 국제 자격증 파트에서 한 번 언급했듯이 민간 자격증은 누구나 손쉽게 협회를 창단하고 자격을 발부하는 것이 가능하다. 하지만, 필자는 이러한 상황에 심각한 우려를 표하는 바다.
필라테스라는 종목은 그 동작의 정확성과 인지력이 굉장히 중요한데, 온라인 강의를 보며 혼자서 연습한다고 해서 그 동작에 흐름과 움직임을 익히는 것은 사실 불가능에 가깝다. 단순히 개인의 운동과 여가를 심화시키는 관점에서의 수강은 괜찮지만, 자격증을 저렴하고 손쉽게 취득하여 누군가를 가르치는 것을 목적으로 온라인 강의를 수강하는 것은 매우 부적절한 행동이다.
온라인 강좌 같은 경우에는 자격증 취득 후 전문성을 높이기 위해서라면 관련 전공 서적과 함께 온라인 강의를 수강 하는 것은 추천하며, 해외에는 필라테스 애니타임 같은 사이트들이 잘 되어 있기 때문에 이러한 사이트를 잘 활용 하는 것은 권장할 수 있으며, 이외에도 온라인과 오프라인을 병행하는 교육을 진행하는 교육 단체도 많기 때문에 BM Edu에서 운영하는 thebodycare.kr 사이트를 참고하기를 권장한다.

협회 자격증 취득 후 다른 곳에서 일할 경우 자격증 다시 따야 하나요?

대부분의 필라테스 사업장에서는 자격증의 종류에 따라 취업이 제한되지는 않는다. 물론 커리큘럼이 너무 단순하고, 변별력 없는 자격증은 취업 활동에 부정적인 영향을 끼치긴 하지만, 이직할 때마다 새로운 자격증이 필요한 것은 아니다. 다만, 몇몇 협회와 필라테스 스튜디오를 함께, 직접 운영하는 경우에는 그 협회의 자격증을 따야하겠지만, 근무가 가능하게 하는 곳이 있다. 자격증과 취업을 빌미로 돈을 벌려는 목적으로 그런 제한을 두는 경우가 정말 간혹 있는 것인데, 정말 극히 드물고 오히려 인력 시장에서 강사들에게 외면을 받는 경우가 허다하다.

필라테스 인력시장의 어두운 면모를 조금 더 살펴 보자면, 필라테스는 구인하는 사업주도 사람을 구하기가 힘들고, 구직을 하는 강사들도 직장을 구하기가 어려운 넌센스적인 패러다임에 빠져있다.

터무니 없는 급여 조건과 기본적인 근로법 조차 지키지 않는 사업장들은 퇴직율이 높아 항상 구인 난에 허덕이고, 제대로된 조건을 갖춘 업체가 별로 없으며 경력자를 선호하는 분위기 때문에 초보 강사들은 좋은 일자리를 구하기가 어렵다. 때문에, 필라테스 인력 시장은 강사들도 넘쳐나고, 구인을 하는 업체도 넘쳐나지만, 아이러니 하게도 서로 구인.구직에 큰 어려움을 겪고 있는 실정이다.

정말 좋은 스튜디오의 경우 공식적으로 구인을 하는 경우 보다 부득이하게 결원이 생기거나 추가로 강사가 필요하다면 기존 강사들이 인맥으로 오히려 추천을 통해 취업이 이루어지는 경우가 많이 있기 때문에 자격증 보다 실력과 인맥관리가 중요하다고 할 수 있다.

필라테스 강사 경력이나 직급에 따라서 레슨 비용이 다른가요?

그룹 수업의 경우에는 통상적으로 정해진 금액에서 강사에 따라 레슨비용이 달라지지는 않는다. 요즘 대부분의 필라테스 스튜디오는 전문적인 예약 시스템 프로그램과 어플을 사용하는데, 시스템상 수업마다 다른 가격을 측정하는 것이 불가능한 구조이며, 스튜디오 끼리의 단가 경쟁이 치열한 상황이라 대부분 프리미엄 수업료를 지향하지 않는다. 반면에 개인 수업의 경우에는 직급이나 경력에 따라 레슨 비용이 다른 경우가 더러있다. 그 비율이 높지는 않지만, 레슨 비용에 차이를 두는 샵들은 적게는 몇천원에서 많게는 수업당 3만원 이상 차이 나는 곳도 있으며 스튜디오 마다 편차가 심하다. 사실 직급(마스터, 원장, 매니저, 팀장, 일반)에 따라 레슨 비용을 차별적으로 적용하는 시스템은 피트니스에서 오랫 동안 사용되어 왔던 시스템이다.

아무래도 회원들이 경력자이자 직급이 높은 지도자를 선호하기 때문에 회원들이 특정 선생님한테 몰리게 되어, 그런 수요 몰림 현상을 막으려는 의도와 동시에 추가적인 프리미엄 매출을 얻기 위해서 였다. 그렇기 때문에 요즘은 물리치료나 작업치료사 출신의 필라테스 강사임을 강조하기도 하고, 건강운동관리사나 석,박사 출신의 필라테스 강사들도 증가하는 추세이며 이에 따라 수업료를 차등하는 시스템이 도입되고 있기 때문에 지속적인 자기 개발이 필요하다고 할 수 있다.

남자 강사는 인기가 없다는데 경쟁력을 어떻게 갖출 수 있나요?

필라테스는 고유의 운동 분위기 때문에, 90% 이상 여성회원들로 이루어져 있고, 지도자 또한 여성 지도자들이 절대 다수이다. 여성 전용이라고 명시된 샵들은 많지 않지만, 여성 전용이 아닌데도 실상은 지도자들과 회원들 모두 여자 강사만 있는 곳이 태반이다. 이 때문에, 남자 강사들을 채용하기가 참 어려워지는데, 여자들만 모인 곳에 남자 강사를 들인다는건 생각 보다 많은 불편함을 유발하기 때문이다. 당장 회원들은 운동 중 노출을 신경써야 하게 되고, 커튼으로된 탈의실도 사용이 불가능하며, 대화의 내용도 조심스러워진다. 그 밖에도 여러 불편함들 때문에 많은 샵들이 남자 강사를 채용하지 않는 실정이다. 하지만, 남자 강사들이 인기가 없다는 것은 전혀 사실이 아니다. 취업이 어려운 것뿐이지, 남자 강사를 기용하는 샵들에서는 남자 강사들의 인기가 굉장하다. 남자 필라테스 강사라는 희소성을 제외하고도, 특유의 파워있는 바디와 움직임, 여자 강사들과 확연히 다른 수업 분위기 등 여러 가지 면에서 회원들의 사랑을 받고 있다. 덧붙여 말하자면 남자 강사라서 어떤 경쟁력을 갖추려고 노력하는 것보다는 필라테스 강사로써의 경쟁력을 갖추는 것이 본질에 맞다. 또한 요즘은 필라테스 & PT를 함께 하는 스튜디오가 많아지고 있기 때문에 같은 공간에서 분리해서 운영하는 센터도 있지만, 한 강사가 PT도 하고 필라테스도 한 수업 안에서 같이 접목해서 가르치면 인기가 높기 때문에 남자 강사라면 필라테스 뿐만 아니라 웨이트 트레이닝도 함께 공부하면 좋으며 트레이너 출신의 필라테스 강사가 점점 늘어나는 추세이다.

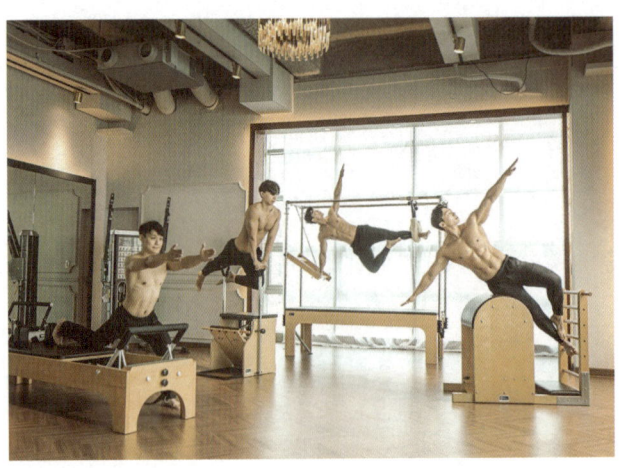

PMA-NCPT 자격증이 뭔가요?

PMA(Pilates Method Alliance)는 공신력 있는 국제 유일의 필라테스 강사 자격증으로 Balanced body, Basi, Peak, Corepilates 등 영향력 있는 필라테스 협회들과 연결되어 있는 국제필라테스연맹이다. 조셉 필라테스의 1세대 제자들의 주축을 이루는 필라테스 비영리단체이며 NCPT는 PMA에서 발부되는 자격증이다. 국제 자격증의 개념이 매매 모호한 현 상황에서 유일하게 전세계에서 포괄적으로 받아들여지는 자격증이기도 하다. PMA-NCPT 멤버가 되었을 때 다양한 국제 협회 멤버들과 교류할 수 있다. 그리고 PMA관련 여러 활동에 참가할 수 있는 혜택과 필라테스 관련 최신 정보를 매주 이메일로 전송받을 수 있다. PMA에 대해서 자세히 말하려면, 조금 더 복잡한 이야기가 선행되어야 한다.

필라테스 창시자인 조셉 필라테스는 필라테스의 기본개념과 형태를 만들고 그 토대를 구축했지만, 필라테스 운동을 완성시키는 못하였다. 그러다 보니 조셉 필라테스의 1세대 제자들이 그 토대에서 자신만의 스타일대로 필라테스를 발전시켰는데 (필라테스는 종목의 변형과 적용 유연성이 매우 뛰어난 운동), 그 때문에 필라테스를 하나로 통일시키는 기준점이 없어지는 현상이 발생했다. 그리고 기준이 없는 스포츠는 국가 자격증이 만들어질 수가 없다. 이런 상황을 타개하러 출범된 것이 바로 PMA인 것이다.

PMA의 홈페이지에 들어가면 이렇게 적혀있다. "표준을 수립하고 단합을 하여 전문성을 증진시키는 것을 목적으로 한다." 이는 필라테스의 표준의 개념을 잡고, 이를 통해서 필라테스 강사들을 단합시키고 그 전문성을 올린다는 것이다. 실제로 PMA에서 요구되는 기준은 그 기준점이 꽤 높은 편이며, 국내의 경우에는 현재 취득자가 100여명이 되질 않는다고 한다. PMA-NCPT는 무분별한 국내 필라테스 협회들의 자격증 사이에서 강사로서 경쟁력을 가질 수 있는 어떤 지도자 자격증이라기 보다는, 그 이상의 어떤 인증에 가깝다.

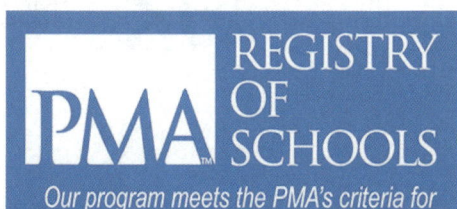

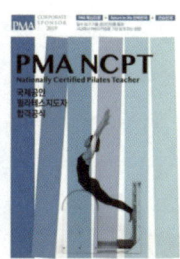

PIBA는 뭔가요?

필라테스와 관련된 교육 협회나 단체는 그동안 많이 있었지만, 대부분 영리 목적의 아카데미 성격이 강했는데 PIBA는 Pilaes & fitness Business Association의 약자로써, 필라테스&피트니스 사업자 연맹을 지칭한다. 비영리 단체로서 PIBA의 목적은 필라테스&피트니스 사업자들의 권리와 권익을 보호하며, 시장의 올바른 문화를 이끌어감에 있다고 한다. PIBA의 핵심 가치는 상생, 안정, 선도 이며, 더불어 살아가는 가치를 추구하며, 안정성을 기반으로, 필라테스&피트니스 시장의 올바른 문화를 선도하고 관련 사업자라면 누구나 가입이 가능하며 가입된 회원은 연맹의 보호를 받는다. 비영리 단체로서 다양한 재능기부 강의 활동 및 기부활동과 사업자 및 강사의 권익 보호를 위한 활동을 하는 단체로 이러한 단체들이 많이 생겨나고 활발히 활동해 주어야 산업 전체가 건강해지고 발전해 나갈 수 있다고 생각한다.

PIBA는 다양한 사회 사업을 하는 중이며 첫 번째, 창업지원센터, 예비창업자의 안정적인 창업을 위해 교육을 지원하고, 기금을 운영한다. 현재 창업 캠프운영 및 예비사업자 특강, 창업비용투자, 착한 업자 리스트 사업 등의 프로그램이 진행 중 이다. 두 번째, 사업자 교류회, 기성 사업자들이 정보를 교류하고 협업과 시너지를 낼 수 있는 커뮤니티와 오프라인 모임을 운영한다. 현재 카카오톡 오픈채팅 소통과 공식 카페를 온라인상 운영하며, 정기적인 오프라인 모임을 진행하고 있다. 세 번째, 정보지원, 마케팅, 노무, 세무, 회계, 인테리어, 교육, 시설 등의 상업에 필요한 전반적인 정보를 취합 관리하여 제공 한다. 네 번째 긴급지원, 사업운영에 큰 어려움이 생겨, 긴급한 도움이 필요한 사업자들에게 긴급 지원을 제공한다.

(PIBA 홈페이지 http://www.piba.or.kr/default/,
PIBA 카페: 필라테스, 피트니스 비상대책 위원회
https://cafe.naver.com/piba)

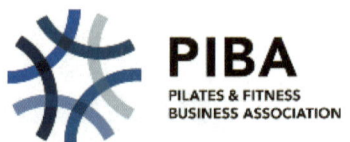

모던 vs 클래식 필라테스 무슨 차이 인가요?

필라테스의 역사는 오래되지는 않았지만, 필라테스는 클래식(고전)과 모던(현대)으로 나뉜다. 물론 그 뿌리는 같은데 조셉 필라테스가 창시한 필라테스는 코어의 강화, 척추의 유연성, 신체 전반의 균형 및 건강이라는 동일한 목표를 향해서 어떤 일련의 통일된 시퀀스를 통해, 올바른 몸으로 향하는 여정의 느낌이었다. 하지만, 수십 년에 걸쳐 클래식과 모던 필라테스는 분명한 차별화가 이루어졌다.

클래식 필라테스는 조셉 필라테스가 그 시대에 가르쳤던 방식 그대로 가르치기 때문에 운동의 순서(시퀀스)를 만들어 회원이 특정 동작을 수행 할 수 없는 경우에는 약간의 수정(modification 또는 Building block)을 거친 동작으로 시퀀스를 수행하게 되고 동작과 동작 사이의 시퀀스에는 흐름이 끊기지 않도록 한다. 또한 클래식 필라테스는 일반적으로 기본, 중급, 고급, 최고급 순서로 나뉘어, 강사로 하여 회원들의 몸과 움직임을 관찰하고 그 다음 단계로 갈 준비가 되었는지 확인 후 점차적으로 레벨을 높여 가고, 레벨이 높아질수록 전이가 어려워지고 동작은 제한적이었으며 반복적이었다. 하지만, 필라테스는 굉장히 그 종목의 특성이 굉장히 유연하여, 새로운 도구와 운동 방식을 접합하여 응용하기가 아주 좋다.

이런 특성과 기능해부학의 발달로 인하여 필라테스의 새로운 해석법들이 많이 나왔고 이를 통틀어 모던 필라테스라 한다. 모던 필라테스는 클래식 필라테스를 기반으로 하여 해부학, 운동손상학, 물리치료 및 생체역학을 접목한 형태의 필라테스이다. 현대의 지식이 발전함에 따라 계속적으로 발전하고 있어서 굉장히 다양한 형태가 있다. 사실 현대에서 클래식 필라테스를 고집하며 원류를 지킨다는 강사들과 협회는 거의 남아있지 않고, 대부분 모던 필라테스를 지향한다.

아무래도 제한적인 동작을 지속적으로 반복하는 것보다는 원래의 필라테스 동작뿐 아니라 해부학과 생체역학을 토대로 한 새로운 동작들과 응용 동작들이 추가되었으며 모던 필라테스는 일반적으로 클래식 필라테스의 시퀀스를 그대로 따르지 않으며 회원들의 체형과 몸 상태와 체력 수준과 운동 목적에 맞추어 다양한 방법으로 진행되는 모던 필라테스가 운동을 배우는 입장인 사람들에게는 훨씬 다채롭고 효과가 좋은 운동이 될 수밖에 없기 때문이다.

또한 클래식에 비해 모던은 가벼운 스프링을 주로 사용하며 이외에도 폼롤러, 밴드, 미니볼, 짐볼 등과 같은 소도구를 활용하여 동작을 응용하거나 아크나 스파인코렉터 같은 도구를 이용해 서포트를 받거나 운동 레벨을 높인다. 이러한 차이를 보이게 되는 과정에는 과거 사람들이 신체활동을 많이 하는 노동 기반의 삶을 살았기 때문에 체력 수준이 더 높았기 때문이며, 현대 사회에서는 산업화로 인해 신체활동의 감소와 거북목, 라운드 숄더 등의 근골격계질환의 증가와 신체활동의 감소로 체력 수준이 감소하였기 때문에 중립을 강조하고 체형교정 및 재활에 좀 더 초점을 맞추게 된 것이다. 개인적으로, 모던 필라테스는 클래식 필라테스를 망가뜨리고 본질을 흐리는 필라테스가 아니라 필라테스가 더 좋은 방향으로 발전하는 양상으로 보며, 클래식 필라테스는 고리타분하고 꽉 막힌 필라테스가 아니라, 필라테스의 기본 개념과 바탕을 익히며, 그 수행성에 목적을 두는 필라테스 근간이라고 생각한다.

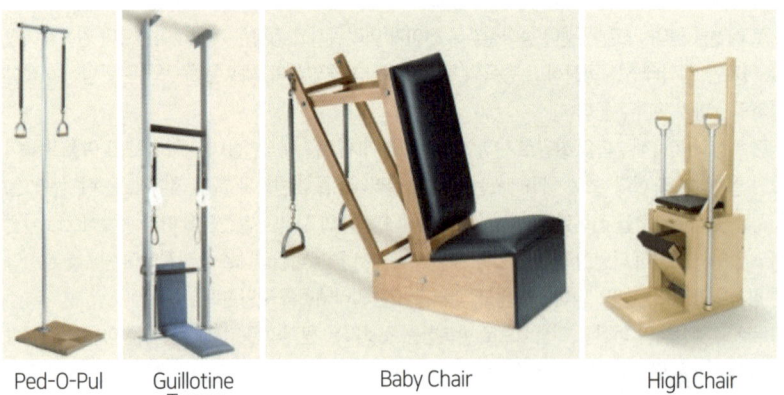

Ped-O-Pul   Guillotine Tower   Baby Chair   High Chair

필라테스 강사도 세일즈 해야 하나요?

우리나라에 필라테스가 들어온지 얼마 안 되었을 때는 정말 말 그대로 업계가 초호황을 누렸었다. 필라테스 강사라는 직업을 가진 사람들은 정말 극소수였고, 시장의 수요는 폭발적이었다. 때문에 영업 능력이 있을 필요도 없었고 그런 개념조차 없었다. 하지만, 지금은 상황이 다르다. 동네마다 4~5개는 기본으로 필라테스 스튜디오가 있을 정도로 업계가 포화시장으로 돌아섰고 스튜디오 끼리의 경쟁이 심화 되었다. 그러다 보니 강사들에게 영업 능력을 요구하거나, 영업 실적에 따라 인센티브를 주는 제도를 만드는 일들이 점점 늘어나고 있는 추세이다.

"운동 지도자가 왜 영업을 해야되나요?" 라는 질문은 필라테스 이전에도 항상 존재했던 질문이었고, 나는 그럴 때마다 항상 같은 대답을 해왔다." 돈을 벌고 싶으면 해야 합니다"라고 만약, 여러분이 경제적으로 여유로워서 평생 동안 무료수업을 제공할 수 있는 사람이 아니라면, 비단 여러분은 무조건 영업능력을 갖춰야 한다. 강사가 그 수업의 내용과 전문성이 아무리 뛰어나도 수업할 회원이 없으면 그 능력을 펼쳐 보일수가 없다. 또한, 여러분이 전문성을 쌓는데에도, 회원을 가르치는 공간에도, 그 모든 요소요소에 돈이 들어간다. 이처럼 강사가 세일즈를 통해 매출을 해야만 생존이 가능하다.

매출은 (매출 = 상품력 X 영업력 X 관리력)으로 3가지가 조화를 이루어야만 한다. 성공적인 세일즈를 위해서는 단기 전략으로는 영업력을 높여야 하고, 중기 전략으로 관리력을 높여야 한다. 그리고 강사로 롱런하기 위해서는 장기전략으로 상품력인 자기관리와 지식을 끝없이 갈고 닦아서 상품력을 높여야 하기 때문에 세일즈 또한 따로 공부를 하고 연구해야지만, 생존할 수 있다. 필라테스 산업의 시스템과 구조 자체가 결국 영업능력이 필수가 될 수밖에 없는 게 운동 시장이다. 전문성은 당연한 것이고, 영업 능력을 갖추는것도 결국 필수가 될 것이다.

필라테스 전공은 없나요?

현재 대학 중 필라테스 정규 학과가 개설된 곳은 없다. 하지만, 시장 분위기에 따라 대학교에서도 필라테스에 대한 관심도가 높아지고 있고, 학과 개설을 계획 중인 곳도 있다. 하지만, 아직 까지는 일부 교과목으로 필라테스 수업들이 이루어 지고 있을 뿐이며 국민대학교에서는 평생교육원에 체육학사 과정에 심화 과정으로 운영을 하고 있으며, 동국대학교와 경희대학교는 평생교육원에서 아카데미를 설립하여 지도자 자격 과정을 운영하고 있다.

이외에도 차의과학대학교의 통합의학대학원에서는 통합의학 석사과정에 메디컬 필라테스라 전공을 운영하고 있기는 하지만, 지도자 과정은 아니며 대학원 석사 과정이다. 따라서 현재는 학교에서 필라테스 학사 학위를 받을 수는 없으며 체육학사 과정이나 무용학사 과정에서 요가와 함께 일부 교과목으로 진행이 되고 있다고 생각하면 된다. 아카데미 이름이 유니버시티나 칼리지라고 하는 단체도 있지만, 그냥 이름을 그렇게 지었을 뿐이며 결국에는 다양한 사설 협회나 아카데미들을 통해서만 지도자 자격증 취득이 가능한 상황이다. 그래서 대부분 필라테스 강사 분들이 스포츠의학이나, 물리치료학, 대체의학이나 통합의학 등을 강사가 된 이후에 추가로 공부하는 경우가 많은 상황이며, 과거 체육학과만 있었지만, 현재는 스포츠건강재활 전공이라던지 퍼스널 트레이닝 전공과 같이 세분화된 것처럼 세부 전공으로 앞으로 생길 전망이다.

물리치료과를 갈까 생각 중인데 괜찮은 선택일까요?

필라테스 강사는 본질적으로 운동 지도자이다. 하지만, 해부학과 재활에 많은 관련이 있는 운동이다 보니 요즘 필라테스 강사들을 꿈꾸는 사람들이 물리치료를 전공으로 하려고 하며, 심지어 물리치료사나 병원권에 근무하던 사람들이 필라테스 강사로 전업을 많이 하기도 한다. 결론부터 말하자면, 필라테스 강사가 되는 것에 있어서 전공이 중요하지는 않다. 물리치료과를 졸업하고 국가 고시에 합격해서 물리치료 자격을 얻어도 병원밖에서는 그 어떤 치료 행위도 영위할 수 없기 때문에, 어떤 제도적인 이점이 있지는 않다. 덧붙여, 물리치료 학과는 물리치료사를 양성하는 기관이지, 필라테스 강사를 양성하는 곳은 아니다.

운동 지도자로써 갖춰야 할 능력은 생각보다 포괄적이다. 해부학과 재활에 대한 지식은 물론이거니와 생리학과 영양과 다이어트에 대해서도 해박해야 하며 세일즈와 운영능력도 갖춰야 한다. 회원들을 끌어당기는 인간적인 매력과 친밀도를 형성하는 능력 또한 강사로써 갖춰야 하는 자질이다. 하지만, 물리치료 학과든 스포츠관련 학과든, 그 어느 곳에서도 앞서 말한 요소들을 모두 가르쳐 주는 곳은 없다.

필자도 대학에서 4년 동안 배운 내용 보다 학교밖에서 4개월동안 배운 것들이 더 많다는 말을 입에 달고산다. 좋은 운동 지도자가 되고 싶으면 운동 지도자로써 갖춰야 할 것을 스스로 갖춰야 한다. 관련 학과에 들어간다고 해서 좋은 지도자가 되는 것은 아니다. 하지만, 일과 병행할 수 있다면 꼭 물리치료과가 아니더라도 학점은행제나, 사이버대, 대학원 등을 추천한다.

요가랑 필라테스랑 무슨 차이인가요?

요가와 필라테스는 실내에서 행해지며 동작도 비슷하고 소도구를 사용하는 점까지 비슷해서 일반 회원들이 그 차이를 많이 물어보기도 하고 헷갈리는 경우가 많은데 겉보기에는 매우 유사하지만, 목적이 다르기 때문에 다른 운동이라고 볼 수 있다.

요가는 인도에서 시작된 것으로의 요가의 철학 중 하나인 정신 수련법(명상)을 강조하며 호흡과 스트레칭이 결합된 심신 수련 방법이다. 그 종류로는 아쉬탕가 요가, 빈야사 요가, 핫 요가, 아헹가 요가, 테라피 요가, 플라잉 요가 등이 있다.

현대 요가는 건강, 질병 치유 등을 목적으로 이루어지고 있으며, 몸의 근육과 관절을 바로잡기 위해 스스로 심신을 단련시키는 운동으로 2000년대 초반 한국에서 핫 요가가 유행처럼 번지며 다이어트에 효과적인 운동이라는 문구와 함께 붐을 일었다. 그 이후로 요가는 정신을 단련하는 수련법 보다는 살 빠지는 운동이라는 인식이 널리 퍼졌다. 요가를 통해 다이어트에 도움이 될 수 있지만, 요가의 가장 핵심은 몸을 쓰는 하나의 정신 수련법(명상)이라는 것이다. 이에 비해 필라테스는 다이어트와 재활을 겸할 수 있는 좋은 운동이라는 인식이 널리 퍼지며 그룹 수업이 주를 이루는 요가와는 다르게 1:1 수업과 그룹 수업 모두 활성화되어 있다. 요가와 필라테스의 가장 큰 차이점은 요가는 몸을 움직이며 정신을 수련하는 하나의 수련법이며 주로 스트레칭과 버티는 동작이 주를 이룬다면, 필라테스는 재활을 목적으로 자신의 몸을 컨트롤하여 건강한 신체를 만드는 수련법이다. 이외에도 발레나 피트니스의 맨몸 운동과도 공통점과 차이점이 있는데 이와 관련되서 추가적인 공부를 원한다면 "퓨전워크아웃"이라는 책을 참고하기 바라며, 이외에도 다양한 맨몸 운동을 활용한 부상 예방 운동법을 다루고 있는 책인 "프리햅 운동" 을 추천한다.

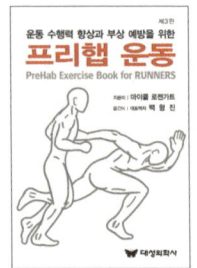 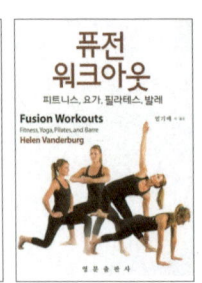

필라테스에 자이로토닉이 있던데 무엇인가요?

필라테스와 자이로토닉은 비슷하지만, 다른 운동이다. 필라테스는 조셉 필라테스가 제 1차 세계대전 때 만든 재활 운동이지만, 자이로토닉은 루마니아 국립 발레단 수석 무용수이자 체조선수인 '줄리오 호바스'에 의해 고안된 운동이다.

특수 제작된 장비를 이용해 평소 잘 사용하지 않는 근육을 활성화해 신체 균형을 바로 잡는 원리는 필라테스와 크게 다르지 않다. 무용, 체조, 수영, 요가, 태극권 등의 동작을 응용하여 개발되었으며 전, 후, 좌, 우, 사선, 원형, 나선형, 파동형 등 자연스러운 신체의 곡선을 그리며 움직이는 원리를 터득하도록 설계되었다.

관절이나 척추의 부담을 최소화하고 가능한 관절의 가동범위 내에서 다양한 움직임을 통해 신체 불균형을 바로 잡고 필라테스 호흡을 사용하여 운동성을 증가시킨다. 수술 후 재활, 공연 예술인 및 운동 선수들의 기량 증가, 척추 및 관절 질환 환자들의 치료에도 탁월한 효과를 발휘하고 있다. 다만 기존의 필라테스 기구에 비해서 매우 높은 가격으로 책정되어 있고, 지도자 과정 또한 고가로 책정되어 있어 국내에는 아직 많이 보급되어 있지 않다. 얼마 전까지는 해외의 마스터가 국내에 방문하여 교육하였으나 최근 국내에서도 마스터가 임명되면서 서울과 부산에서 활동 중이다.

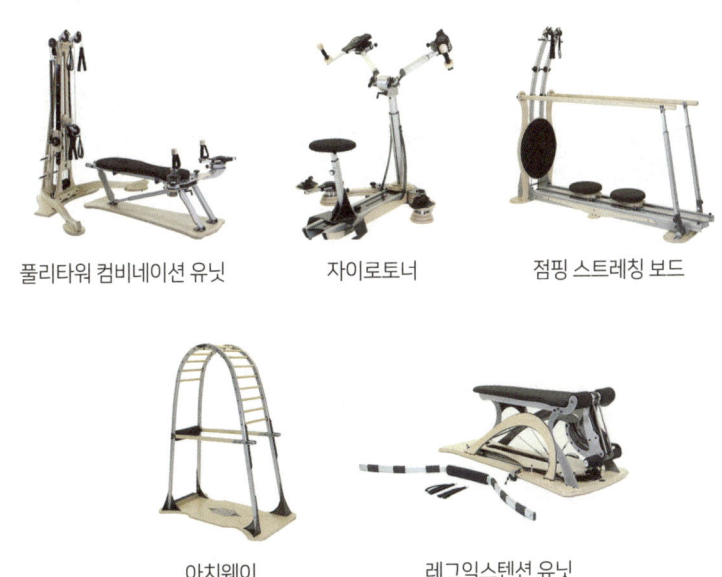

풀리타워 컴비네이션 유닛   자이로토너   점핑 스트레칭 보드

아치웨이   레그익스텐션 유닛

처음 레슨을 하러 가는데 알아야 하거나 주의할 것들이 있을까요?

필라테스 자격증을 취득하고 처음 레슨을 하러 갈 때 알아야 할 사항은 크게 3가지로 구분할 수 있다.

첫 번째, 고객 응대이다. 그룹 레슨이라면 모든 고객의 정보를 알 수 없으나, 기존 강사에게 몇 가지 질문을 통해 간단한 고객 정보를 파악할 수 있다. 고객의 운동 목적, 자세체형, 연령대, 성향, 일반적인 시퀀스 강도 등이다. 개인 레슨이라면 고객정보를 최대한 많이 아는 게 유리하다. 그룹에 비해 훨씬 비싼 비용을 지불하고 개인 레슨을 받는 이유는 체계적인 관리를 받고 싶기 때문이다. 신규 회원의 레슨을 담당한 경우 상담자에게 상담 내용을 인계받아야 한다. 인수인계가 시스템적으로 잡혀 있지 않은 스튜디오라면 먼저 요청해야 한다. 타 강사의 기존 회원을 인계받는 경우라면 고객 정보 및 레슨 내용을 최대한 요청한다. 시퀀스를 공유하기 꺼려하는 강사도 있기 때문에 정중하게 요청하도록 한다. 개인 레슨 수업 후 반드시 다음 스케줄을 잡는 것도 잊지 말자.

두 번째, 시퀀스 준비이다. 해당 스튜디오에서 수업을 처음 하는 경우라면 반드시 30분 정도 일찍 도착해서 사전 점검 과정을 거친다. 기구 브랜드마다 규격과 스프링의 강도가 조금씩 다르기 때문에 미리 짜놓은 시퀀스를 수정해야 할 수도 있다. 또한 수업이 끝나더라도 다음에 사용할 시퀀스 구성을 위해 수업 때 사용하지 않았던 기구나 소도구를 한 번씩 사용해 보는걸 권장한다.

세 번째, 수업 후 정리이다. 전임 강사가 아니라 프리랜서로 시간에 맞춰 수업만 하더라도 수업 후 정리는 절대 잊지 말아야 할 주의사항이다. 사용한 소도구와 기구 정리는 기본이며 필요한 경우 물티슈를 개인 지참 하는 것이 좋다.

필라테스 수업시 지켜야 할 매너가 있나요?

필라테스 수업시 지켜야 할 매너는 사람을 상대하는 서비스직의 기본적인 매너이다. 수업 전, 후 상황에 필요한 항목들로 분류하여 숙지하기 바란다.

먼저 수업 전 개인 레슨, 그룹 레슨에 상관 없이 필라테스 강사로서 적절한 복장 착용은 가장 기본이 된다. 레깅스와 토삭스를 착용하는 것을 권장하며 반바지는 지양해야 할 항목 중 하나이다. 청결도 또한 매우 중요한 예의이다.
간혹 오전 수업에 세안을 하지 않고 머리를 묶고 수업하는 강사가 있다. 이러한 태도는 고객에게 강사로서 신뢰도를 떨어뜨린다. 그리고 수업 공간과 소도구가 비치되어 있는 장이 구분되어 있다면, 수업 전 시퀀스에 필요한 소도구를 인원에 맞게 준비해 놓아야 한다. 수업 중간에 소도구를 준비하는 모습은 어수선한 분위기를 연출할 수 있기 때문에 지양하도록 한다.
다음으로 수업 후에는 반드시 사용한 소도구 및 기구를 원래 상태로 정리한다. 땀, 얼굴의 기름기, 머리카락, 각질 등은 다음 기구를 사용하는 사람에게 굉장히 불쾌할 수 있다. 부득이하게 기구의 위치를 변경했다면 원래 위치로, 사용한 스프링은 이전 세팅 상태로 돌려놓는다. 일반적으로 수업 시간이 50분으로 구성된 이유는 연속된 수업 중간의 휴식 시간을 확보하기 위함도 있지만, 정리 및 다음 수업을 위한 세팅 시간의 목적도 있다.
수업 전, 후 지켜야 할 매너를 반드시 숙지하고 실행하도록 한다. 필라테스는 다른 종목에 비해 대중에게 좋은 이미지를 형성하고 있다. 필라테스의 좋은 이미지를 지키는 것은 강사의 역할이며, 전문성을 올리는 것 뿐만아니라 기본적인 매너를 지키는 것이 반드시 필요하다.

과거 병력이 있는 회원에게 운동을 시켜도 되는가?

우리는 레슨을 진행하기 전에 가장 먼저 고객에게 문진 평가를 통해 운동의 목적, 방향, 스토리 등을 들어봄으로써 어떻게 앞으로 진행을 해야 할지에 대한 큰 틀의 방향성을 접근하게 된다. 이때 만약 과거의 병력 혹은 질환에 대해 있다고 한다면, 우리는 큰 고민에 빠지게 된다. 과연 운동을 시켜도 될까, 운동을 해서 더 나빠지진 않을까라는 고민이 시작이 되는데 만약 지식적으로 혹은 심적으로 준비가 되어 있지 않다면 포기할 회원이 가지고 있는 과거 병력이 어떤 종류의 질환인지와 언제 어떻게 병력을 앓았는지에 따라서 운동 가능 여부를 판단하게 된다.

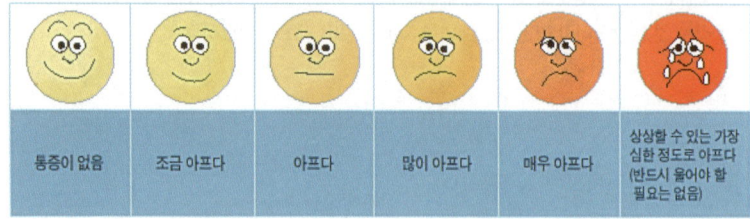

필라테스가 자세교정과 재활에만 좋을까요?

조셉 필라테스가 필라테스라는 운동을 창시한 배경이 포로 수용소 환자들의 재활을 위해 만들어졌다고 알려지면서 필라테스는 일반 대중과 회원들에게 자세교정과 재활에 탁월한 운동으로 인식되어 왔다. 그래서 대부분의 회원들은 디스크나 척추측만증, 거북목과 라운드 숄더 등 근·골격계 질환과 통증을 해결하고 틀어진 신체 정렬을 개선하고자 문의를 한다.

실제로 골반과 척추를 비롯하여 인체 중심에 힘을 키우고, 바른 신체 정렬을 유지하면서, 반복적이고 연속적인 운동을 통해 전신 근육을 균형 있게 발달시키는 필라테스는 다른 운동에 비해 자세 교정 및 운동 재활 측면에서 탁월한 효과가 있다. 그러나 필라테스는 자세 교정과 재활 외에도 다양한 측면에서 신체 개선 효과를 가지고 있는 운동이다. 우선, 필라테스는 호흡을 조절하는 횡격막과 호흡 근육들을 단련함으로써, 호흡을 원활하게 하고, 폐 기능을 향상시킬 수 있다. 두뇌를 비롯하여 각 기관 및 조직, 세포로 원활하게 산소를 공급해주어야 하는 만큼 인체에 있어서 호흡은 매우 중요한 기능이므로 다방면의 신체 건강에 기여한다. 많은 연구 논문들은 설령 만성 폐쇄성 폐 질환(COPD)를 겪는 환자 일지라도 필라테스 수련 시, 폐 기능 및 호흡 기능이 향상되고, 병세가 좋아진다고 보고하고 있다. 이와 함께 심장의 수축력이 좋아지고, 혈관의 탄성이 향상되면서 고혈압 개선에도 효과가 있어 고혈압 환자의 수축기와 이완기 혈압 모두가 감소한다는 연구 결과도 존재한다. 또한, 필라테스는 전신의 근육을 골고루 사용하는 만큼 인체의 에너지 대사를 증가시키기 때문에 특정 근육을 제대로 사용하지 못했던 다이어터들이 체중감량에 효과를 얻을 수 있다.

필라테스 강사가
알아야 할
모든 것

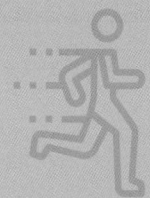
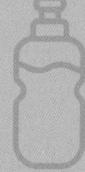
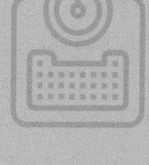

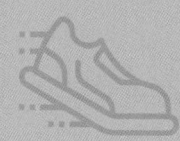
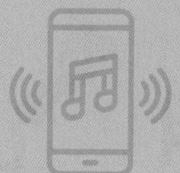

4장

필라테스의 수업 관련 질문

4장. 필라테스의 수업 관련 질문

필라테스 운동 효과는 언제부터 볼 수 있나요?

필라테스 효과는 회원님의 체형이나 생활습관, 운동 목적 등에 따라 기간이 상이 할 수 있다. 각 개인에게 기대하는 목표와 현재 가지고 있는 증상과 여건에 따라 그 기간은 크게 달라지므로 언제부터 효과를 볼 수 있다고 확언할 수 없다. 또한 필라테스는 많은 횟수를 하는 것 보다 정확하게 집중해서 제대로 한번 운동하는 것이 효과가 더 크기에 전문적인 교육을 받은 강사에게 배우는 것 또한 효과에 큰 영향을 미치므로 매우 중요하다.

 필라테스 운동은 1번의 운동으로 문제가 완벽히 해결될 수는 없더라도 개선 시킬 수 있어야 하는데 필라테스 창시자의 조셉의 말에 따르면 "10번을 하고 나면, 스스로 변화를 느낄 것이고, 20번을 하고 나면, 타인이 그 변화를 느낄 것이며, 30번을 하고 나면, 완전히 달라진 몸을 체험할 것이다." 라고 했지만, 운동 목적이 다이어트나 근력 증가라면 우리 몸의 형태를 변화 시키는 건 최소 6주-12주차 이상의 자극을 받았을 때이다. 신체의 형태적인 변화가 보이려면 상처조직이 형성되면서 섬유아세포가 형성되는데, 이 섬유아세포는 교원섬유 합성을 통해 콜라겐을 재배열하여 우리 몸의 구조를 변화 시켜 주기 때문이다.

효과를 못 보는 것 같아서 불안하다면, 평일은 운동을 꾸준히 하되 주말에는 휴식을 줄 수 있는 형태의 운동 습관을 가져보는 것도 좋은 방법일 수 있다. 혹시나 운동 목적이 다이어트라면 , 운동뿐만 아니라 균형적이고 시간을 지킨 소식의 식습관의 개선도 필요하다.

그룹 수업의 회원님들이라면, 꾸준히 나와서 운동을 진행하는 것에 대한 중요성을 알려 주어야 하고 개인 회원이라면 미션을 부여하고, 이 미션을 잘 수행하고 식단에 대한 약속을 잘 지켰을 때 좋은 효과를 볼 수 있다라고 지속적으로 신경을 써주며 운동을 더 잘할 수 있는 동기부여를 주는 것이 중요할 것이다.

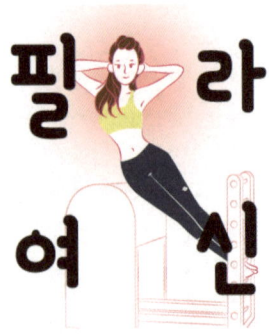

수업을 주 1회, 2회만 해도 효과가 있나요?

운동 프로그램을 구성할 때는 FITT를 고려해서 설정하는 것이 필요한데 그 첫 번째가 빈도(Frequency)로 얼마나 자주 해야 하는지 대상자의 운동 목적, 수준에 따라 다르게 설정된다. 운동을 시작하는 초기에는 대상자의 운동 수준이 빈도 결정에 더 중요한 요인이 된다. 필라테스를 처음 시작하는 초보자의 경우 주 1회 또는 2회의 수업으로 충분한 효과를 보기 어렵다. 호흡법과 코어 근육을 사용하는 방법을 배우고 무의식적으로 수행할 수 있도록 반복 학습이 필요한데, 주 1~2회의 수업으로는 부족하다. 따라서 초보자는 주 3회 정도의 수업을 권장한다.

기본 요소들이 학습되어 숙련자의 단계에 접어들면 운동 목적에 따라 빈도를 설정한다. 현재의 신체 기능을 유지하고 필라테스 동작을 수련하는 것이 운동 목적이라면 주 1~2회로 충분하다. 하지만, 근력 향상이나 바디라인 개선 등 더 나은 신체로 변화를 요구한다면 주 3회 이상의 반복적인 운동이 필요하다.

현장에서 지도하다 보면 여건상 주 1회 또는 2회만 수업이 가능한 고객이 있다. 이러한 경우 수업 외적으로 개인 운동 과제를 부여하여 부족한 운동량을 채울 수 있다.

두 번째로 강도(Intensity) 조절이 필요한데 무게, 횟수, 세트 수, 휴식시간, 도구의 다양성이나 스프링 강도의 조절 등을 통해서 가능하다. 무게나 저항을 늘리거나 횟수를 조절하거나 휴식 시간을 줄이면 강도는 높아진다. 이외에도 불안정한 짐볼이나 보수볼 같은 도구를 활용해서 신체가 운동시 받게 되는 부하를 높여주는 것도 조절하는 한가지 방법이다.

세 번째로 시간(Time)이 중요하다. 헬스장 트레드밀을 마치 티비 시청이나 영화관처럼 이용하시는 회원님들이 계신데 필라테스는 운동시설과 기구에 머무르는 시간이 중요한 것이 아니라 운동이 집중된 상태에서 얼마나 '지속'되고 있는지가 중요하다.

네 번째로 형태(Type)으로 대표적으로는 유산소성 / 무산소성 운동으로 구분을 하기도 하고 심폐지구력 운동이나, 근력, 근지구력, 유연성, 스피드, 협응성, 반응시간, 균형감각 같이 체력의 형태에 따라 좀 더 세분화시켜서 운동 목적에 맞게 형태를 정하는 것 또한 중요하기 때문에 이러한 FITT를 종합적으로 고려해서 프로그램을 구성해야만 효과적이다.

그룹 레슨 vs 개인 레슨 무슨 특성과 차이가 있을까요?

그룹과 개인 레슨의 가장 큰 차이는 고객의 수와 개개인의 운동 목적이 다 다르다는게 특징이다. 말 그대로 그룹 레슨에서는 1대 다수를 진행하기 때문에 개개인의 목적을 달성시키기에는 어려운 점이 많다. 그리고 강사 중심의 수업이 진행되기 때문에 개개인별로 운동의 동작을 잘 수행하고 있는지, 어떤 동작에서 어려움을 겪고있는지에 대한 체크 및 개선이 되기가 힘든 점이 있다. 대부분 그룹을 선택하는 고객들은 개인 레슨에 대한 비용부담 때문일 수도 있고, 혼자 운동하기 싫고 다 함께 운동하는 분위기에서 하고 싶은 고객들 등 다양한 이유로 그룹을 선택하는 경우가 존재한다.

개인 레슨 같은 경우에는 강사 중심이 아닌 고객 중심으로 고객의 체형, 고객의 운동 목적에 맞춰서 수업이 진행되기 때문에 이 점이 매우 그룹과는 차이가 있다. 고객 중심의 수업이 진행되다 보니 아무래도 가격이 그룹보다는 몇 배로 높고, 시간이 정해져 있어서 그 시간 안에만 레슨이 진행된다.

수업의 주체는 다르지만, 강사의 역량과 수업을 주도하는 카리스마가 필요한 건 동일하다. 그룹과 개인 중에 어떤 것이 더 힘드냐는 질문은 개인마다 다르기 때문에 어떤 것이 더 힘들다고 이야기는 할 수 없지만, 각 수업 마다의 장.단점들을 이해한다면 그룹이든 개인이든 즐겁게 수업에 임할 수 있을 것이다.

시퀀스 구성을 어떻게 해야 할까요?

초보 강사에게 가장 큰 고민은 시퀀스를 어떻게 짜야 하는지 일 것이다. 수업을 하려면 시퀀스를 짜야 하는데 각 교육 기관이나 협회에서 기본적인 시퀀스 구성 방법을 배웠겠지만, 경험이 아직 부족해 어려울 수 있다. 시퀀스 구성을 위한 핵심 구성요소들에 대해 알아보면 주제나 목적 및 동작의 연결성과 흐름의 방향성이나 각 운동 동작들의 소요 시간과 응용이나 변형 동작 등이 있다.

1) 주제나 목적: 수업을 구성하는 데 있어서 오늘의 시퀀스에 주제나 목적이 있어야 한다. 특히 개인 레슨에서는 이전 수업과 다음 수업까지 고려해서 전체적인 회원이 원하는 운동 목적을 달성할 수 있도록 하는 것이 필요하며, 그룹 수업에서도 마찬가지로 주제가 있어야 한다. 선정한 주제와 같은 맥락으로 수업의 동작을 구성하며 목적들이 있어야 한다. 왜 이 동작이 필요한지 생각을 하고 구성을 해야 하는데 시퀀스에 짜임새가 있어야 한다. 그래야 회원들에게 수업 전 오늘의 주제는 무엇인지 안내를 하고 회원들도 수업이 어떻게 진행될지를 예상하며 참여 할 수 있게 된다. 수업에 참여하는 모든 회원이 만족 할 수 있는 시퀀스를 구성할 수는 물론 없겠지만, 목적이 예를 들어 요통에 좋은동작 이라던지, 또는 골반 불균형을 교정하는 등에 대부분의 사람들이 좋아할 만한 주제로 선정했다면 평소 잘못하거나 모르는 동작 또는 싫어하는 운동 동작을 하더라도 목적과 효과를 얻기를 기대하며 인내하며 따라가려고 할 것이다. 특히 강사의 신뢰도를 높여 줄 수 있는 준비성과 수업에 대한 열정을 어필할 수도 있는 부분이며 매 수업이 조금이라도 다른 주제를 가지고 들어가야 회원 입장에서 보면 강사가 항상 노력하고 열심히 한다고 느끼게 할 수 있다.

2) 진행과 순서: 수업의 진행은 [워밍업(5분) - 기본동작(5분) – 메인운동(35분) – 정리운동(5분)]의 순서로 그날에 운동 목표를 기반으로 구성해야 한다. 이러한 기본틀 안에서 회원들의 체력 수준과 원하는 바에 따라 동작별 응용 동작을 통해서 난이도를 적절하게 높이기도 하고, 낮추기도 하는 것이 필요하다.

3) 목표와 방향성: 수업마다 목표와 방향성이 있어야 하며, 한가지 면이나 움직임만 반복해서는 안 된다. 앞쪽, 뒤쪽, 위쪽, 아래쪽과 같은 4가지 면의 방향을 고루 발달시킬 수 있도록 구성하는 것이 좋다. 굴곡, 신전, 외전, 내전, 회전, 밀기, 당기기 등의 움직임을 포함 시켜야 하는데 눕거나, 엎드린 자세, 또는 옆으로 눕거나, 네발 기기 자세, 무릎을 구부린 자세, 선 자세 등 다양한 자세를 활용해서 모든 방향을 고루 사용할 수 있어야 한다. 회원이 균형 잡히고, 정교하게 프로그램 되었다는 느낌이 들 수 있도록 해야 만족도 또한 높을 수 있다. 위의 모든 면과 움직임, 자세를 한 수업에서 다 하라는 뜻은 아니다. 예를 들면 선 자세에서 준비운동으로 발목 관절부터 시작해서 무릎 관절, 고관절 이런 식으로 자연스럽게 연결될 수 있도록 구성하는 것이 좋으며, 이제 자세를 낮추어 무릎을 구부린 자세에서 기본 동작을 수행하고, 엎드리거나 누워서 본 운동을 실시한 후 역순으로 정리 운동을 시킬 수도 있다. 또한 나의 예를 들어 본다면 누워서 시작을 했다면 옆으로 누워서 하고, 엎드려서 마무리 한다거나 자연스럽게 동작들이 연결되게 구성해서 낭비되는 시간을 최소화하는 것이 좋다. 전신을 고루 발달시킬 수 있도록, 평가를 기반으로 부족한 부분을 메인 동작의 목표로 설정하면 되며 시퀀스를 구성할 때 몸 상태와 앞서 진행한 수업들을 고려하여 구성한다면 좋은 시퀀스를 만들 수 있다.

4) 연결성과 흐름: 동작의 흐름과 연결성은 한 동작에서 다음 운동 동작으로 자연스럽게 연결되는 흐름을 말한다. 일어섰다 누웠다 다시 일어났다 엎드렸다 이렇게 동작을 크게 변경해야 하면 흐름과 연결성이 끊어지게 되고, 기구를 너무 자주 옮겨 다녀야 한다면 이동과 동작을 변형 시키는 시간 또한 많이 소모될수 있다. 그렇기 때문에 이러한 점들을 고려해서 최적화된 동선을 구성하고, 연결성 있게 시퀀스를 구성하는 것이 좋다.

5) 각 운동 소요 시간: 첫 수업을 준비하면서 가장 많이 하는 실수가 과도하게 긴장하게 되면서 머리속이 하얗게 변하며 때론 말을 더듬기도 하고, 손이나 발 또는 몸을 떨기까지 하는 경우가 있다. 그렇게 되다 보니 말은 점점 빨라지고, 수업 시간에 맞춰 준비했다고 생각했던 시퀀스가 너무 빨리 끝나거나 미처 다하지 못했는데 이미 시간이 지나버린 경우를 흔히 볼 수 있다.

이러한 상황에서 초보 강사들은 무엇을 추가해서 남은 시간을 효율적으로 사용할지나, 자연스럽게 마무리를 해야 하는데 급하게 수업을 종료하고 다음 수업을 허겁지겁하러 가는 경우도 있다. 이러한 상황에 대비하는 몇 가지 요령은 시간이 남을 것을 대비해서 미리 응용 동작 몇 가지를 추가로 시퀀스에 구성해 놓는 방법이 있고, 시간이 지나버리는 것을 대비해서 시퀀스를 구성할 때 이 동작은 몇 분 이내로 끝낼지 시간까지 고려해서 시간별로 계획을 구성해 놓는 것이 좋다. 핵심 동작을 정해 놓고, 시간에 맞춰 중간에 브릿지 역할을 위한 동작들은 과감히 생략하는 식으로 프로그램 계획을 세워야 한다. 준비를 많이 할수록 실수를 줄여주고, 문제에 대처할 수 있게 만들어 준다. 회원들은 50분을 기준으로 생각하고 있는데 일찍 끝나거나 급하게 마무리되면 돈이나 시간이 아깝다라고 불만을 갖게 될 수도 있기 때문에 이러한 상황에 미리 꼭 대비하는 것이 좋다.

6) 동작의 변형이나 응용: 수업을 준비하며 동작을 변형하거나 소도구를 활용한 응용 동작을 고려해서 구성하는 것이 좋다. 동작이 잘 안 되는 사람들에게 소도구를 활용하면 좀 더 손쉽게 동작을 수행할 수 있게 만들어 줄 수도 있고, 체형 불균형이나 관절 기능장애 또는 통증으로 몸이 좋지 않아서 수업 진행이 어려운 경우도 있을 수 있기 때문이다. 폼롤러를 활용해 문제를 해결해 준다든지 하는 상황대처가 필요 할 수 있고, 이러한 상황에 초보 강사는 당황 할 수 있기 때문에 문진과 함께했던 다양한 평가자료의 기록들을 활용해서 미리 다양한 상황별 돌발 상황에 대처할 수 있도록 시퀀스를 구성해 놓는 것이 필요하다. 여기서 몇 가지 팁을 주면 자극이 너무 강하거나 중복된 부위에 자극이 과하게 적용되면 운동 범위를 줄여주거나 제한시켜준다. 같은 목적과 효과를 가지고 있는 쉬운 동작으로 바꿔 주거나 소도구를 이용해 보조해 주는 것이 좋다. 반대로 동작의 난이도를 낮게 느끼는 경우라면 동작의 범위를 키우거나, 각도를 바꿔주는 방법, 또는 밴드나 토닝볼 같은 소도구를 활용해서 부하를 높여 주는 등 대체할 방법을 생각해 두어야 한다.

개인 수업의 경우에는 이러한 조절이 수월하겠지만, 초보 강사에게 어려운 경우가 그룹 수업일 때 한 회원은 힘들다고 하고, 기존 경력이 있는 회원은 너무 쉽다고 하면 어느 장단에 맞춰야 할 지 난감해하는 경우가 많이 있다. 그렇다고 수업 중간에 못 따라오는 회원이 발생해서 해매게 해서는 안 된다. 예를 들면 "많이 어려운 회원님은 이렇게 바꿔 보실게요"라고 하면서 대안을 제시해 준다. 반대로 너무 쉬워한다면 자극을 더 높여 줄 수 있는 동작이나 도구를 추가해 주는 것이 필요하다. 그렇기 위해서 기본 동작은 물론 다양한 응용과 소도구 활용법에 대해 직접 다 해보고 어떠한 자극을 느끼는지 기억해 두었다가 회원에게 물어봐야 한다. 내가 예상한 데로 자극을 잘 느끼고 있는지, 예상과 다른 보상작용으로 엉뚱한 부위에 자극을 느끼고 있다면 문제를 파악해야 한다. 한두 번 난이도 조절에 실패했다고 해서 너무 상처받지 말고 자연스럽게 대처할 수 있도록 준비해야 한다.

7) 다양성과 재미: 수업을 매번 전부 새로운 동작으로 구성하기는 어렵고 오히려 너무 다른 수업을 제공하면 회원들이 못 따라올 수 있다. 지난 수업을 고려해서 응용하여 다른 수업을 제공하려고 노력을 하는 것이다. 특히 하루 종일 매번 같은 수업을 앵무새처럼 하거나 수업에 똑같은 루틴이 계속해서 반복되면 회원들도 지루하고 불만이 발생할 수 있기 때문에 회원들이 재미를 느낄 수 있도록 다양한 리듬과 템포를 활용하기도 하고, 도구나 기구를 활용하는 것들이 필요하다. 이러한 새로운 프로그램을 만들기 위해 워크샵을 꼭 들어라, 이런건 아니지만, 워크샵을 활용해도 좋고, 다양한 관련 유튜브 영상 이나 필라테스 관련 DVD 또는 특히 책을 많이 읽는 것을 권장한다. 동작들의 구성이나 순서, 연결, 자세나 도구의 옵션 등을 달리하여 새롭게 느낄 수 있는 재미있는 수업을 만들 수 있을 것이다. 항상 새롭고 즐거운 수업을 위해 강사는 끊임없이 노력해야 한다.

초보 강사는 수업 연습을 어떻게 해야 할까요?

초보 강사가 시퀀스를 다 구성했다면 실전에 적용하기 전 이러한 시퀀스가 적합한지 확인하는 과정이 필요할 수 있다. 그러기 위해서는 리허설을 해보는 것이 필요하며 지식과 경험이 쌓이면 이러한 과정이 점점 단축되고 실전에 적용을 바로 할 수 있을 것이다.

1) 리허설: 수업을 하기 전 강사가 직접 운동을 해보면서 난이도나 시간을 체크하는 과정이다. 단순히 본인 운동하듯이 해서는 안 되며 중간중간 어떠한 설명을 할지 생각해 봐야 하고, 혹시 모를 부상이나 제한이 있을 수 있는 점은 없는지 생각해 보면서 적절한 난이도 인지, 시퀀스의 흐름이나 연결성은 괜찮은지, 시간을 체크해서 생각보다 너무 짧거나 오래 걸리지는 않는지 여러 번 반복해서 시행하며 시퀀스를 수정, 보완하면서 완성 시키는 과정이라고 할 수 있다. 하지만, 본인이 직접 하기 때문에 이러한 방법에 한계성이 있다는 점도 인지해야 하며, 같이 공부한 동기나 지인이 있다면 연습과 리허설 목적으로 무료 수업을 실전처럼 해준다거나, 스터디 등을 통해 다른 사람을 가르쳐 보면서 하는 것이 더 좋은 방법이라는 점도 참고하기 바란다. 이러한 연습 과정을 통해 몸으로 동작들을 익혀둔다면 수업 중간에 긴장하거나 당황스러운 상황이 발생하더라도 몸이 기억하기 때문에 당황하거나 까먹는 일을 줄일 수 있다.

2) 티칭 대본: 직접 몸으로 느낀 감각들을 실제 수업 때 잘 전달 할 수 있도록 대본을 써보는 것들도 필요하다. 글로 쓰는 것과 말로 전달하는 것은 완전히 또 다른 영역이라고 생각해야 한다. 그렇기 때문에 문어체가 아닌 구어체로 실제 말하는 대본을 작성하고, 연기자가 말하듯이 외우며 연습하는 것이 필요하다. 그렇게 해야만 실제 수업에 소요되는 시간을 확인해 볼 수 있고, 명확해지며 미리 연습하는 것이 필요하다.

수업시 동작 설명은 어떻게 해야 잘할 수 있을까요?

초보 강사가 어려워하는 한 부분은 시퀀스를 짜는 것도 문제지만, 실제 수업에서 이러한 동작을 회원들에게 어떻게 설명을 해야 하는지도 가장 큰 고민거리이다. 동작을 기계처럼 모두 설명하는 경우도 있으나 이렇게 해서는 안 된다. 회원들이 어떠한 목적으로 이 운동을 해야 하는지 인지하게 해 주어야 동기부여가 되고 참여를 하게 할 수 있다. 강사가 지시하면 동작을 물론 따라 하기는 하겠지만, 왜 하는지 모른다면 정확한 수행을 하지 못할 것이고 그렇기 때문에 미리 설명해주는 것이 필요하다. 특히 그룹 수업에서는 오늘 수업의 핵심 목표가 무엇인지 설명해주고 개별 동작의 상세한 설명은 생략하여 수업을 진행하여도 무방하고, 응용 동작이나 자세를 변경하는 경우에만 그 이유에 대해 간단히 설명해주면 충분하다.

1) 동작 안내: 정확한 동작을 만들어 주기 위해서는 어떻게 동작을 수행해야 하고 만들어야 하는지 설명을 해주어야 한다. 어떠한 관절을 움직여야 하고, 어떠한 관절은 고정해야 하며, 어떤 근육에 힘을 줄지, 보상작용으로 힘을 주어서는 안 되는 부분이 무엇인지 설명해 주어야 한다. 그렇지 않으면 흉내는 내고 있지만, 목표 근육의 자극을 전혀 느끼지 못하고, 보상작용으로 전혀 다른 자극을 느끼며, 움직임을 만들게 된다. 대표적인 예가 헌드레드 동작 시 복부의 수축보다는 목의 흉쇄유돌근이 과도하게 긴장하게 되는 것과 같은 경우이다.

2) 지칭법: 동작을 지시하는 명칭은 누가 들어도 알아듣기 쉽고 명확하게 사용해야 하며, 전문용어를 사용하는 것이 아니라 회원이 이해하기 쉬운 용어로 바꾸어 말해 주어야 한다. 눈을 감고 들어도 설명을 듣고 동작을 수행 할 수 있어야 한다. 그러기 위한 몇 가지 팁을 공유하면 "앙와위 자세를 취하세요" 가 아닌 "천장을 바라보고 누우세요"와 같은 객관적인 명칭들의 사용이 필요하다. 이러한 명칭들을 정리해 보면 바닥 쪽, 천장 방향, 오른쪽, 왼쪽, 사선방향으로, 문 쪽, 등쪽이나 기구의 특정 부위를 지칭하는 것들이 있고, 몸의 앞쪽면의 쇄골 방향이나, 배꼽 쪽, 골반 앞쪽이나 뒤쪽 면의 발목이나 무릎 뒤, 허리나 엉덩이 등 으로 지칭하는 것이 좋다. 내기준과 회원님 기준에서 좌우가 바뀔 수도 있으니 단순히 "왼쪽 방향으로 하세요" 가 아닌 "회원님 기준에서 왼쪽 방향으로 회전하세요" 또는 "시계 방향으로 움직이세요" 라고 정확히 지칭하는 것이 필요하며, 특히 그룹 수업에서 이런 방향에 대한 인지를 잘못 시켜 주게 되면 옆 사람과 부딪칠 수 있기 때문에 주의해야 한다.

3) 큐잉: 강사의 말을 듣고 동작을 수행하게 되는데 적절한 비유법을 통해 힘을 주게 하는 방법을 활용하는 것이 필요하다. 한가지 예를 들면 하지직거상 검사법과 같이 누워서 다리를 들어 올리는 동작을 수행할 때 무릎이 구부러지는 문제가 많이 관찰되는데 이때 단순히 "무릎 피세요"라고 하면 회원들은 무릎을 펴기 위해 노력을 하게 되겠지만, 다리를 위로 끌어 올리듯이 힘을 주고 수행해야 한다고 설명해 주어야 무릎을 단순히 피는 것에 집중하는 것이 아닌 다리를 들어 올리는 목표에 집중하게 되고 본래의 목표한 결과와 효과를 얻을 수 있게 된다. 이처럼 회원이 운동을 수행함에 있어서 어떠한 목표와 생각을 가지고 집중하는지에 따라 운동의 효과나 자극이 달라지기도 한다. 그렇기 때문에 동작마다 근육을 어떻게 사용해야 하는지, 호흡은 어떻게 하는 것이 좋은지, 근육이나 관절에 힘을 주어야 하는지 이완시켜야 하는지 등을 큐잉을 통해 수정해 주어야 수업의 효과를 극대화 시킬 수 있다. 큐잉을 해주었음에도 불구하고 계속해서 수정이 안된다면 이해를 못하였거나 이해 했음에도 안된다고 한다면 몰라서 못 하는 것이 아니라 기능에 문제가 생겼다는 것을 파악하고 문제 해결을 위한 동작의 변형이나, 근막 이완, 스트레칭 등이 필요할 수 있다.

4) 운동목표: 올바른 동작을 만들었다면 운동이 목표하는 근육의 자극을 잘 느끼고 있는지 확인하는 것이 필요하다. 어느 근육에 자극이 전달되고 있는지 손끝으로 가볍게 촉진을 해주는 것도 한 가지 방법이며 자극이 오면 안 되는 부위에 힘이 들어가 있지는 않은지 확인해 보는 것이 필요하다.

5) 마무리: 동작의 시작도 중요하겠지만, 마무리도 중요하다. 다음 동작을 고려해서 자연스럽게 연결하는 것이 필요하며 복잡하거나 어려운 동작을 수행 중인 회원에게 마무리하는 방법을 알려 주지 않는다면 부상을 입거나 힘들게 운동 효과를 유도했는데 제대로 마무리하지 못해 그동안 의 노력을 수포로 돌아가게 만들 수도 있기 때문이다. 부드럽게 동작을 마무리 할 수 있도록 회원 들에게 방법을 알려주고 강도 높은 운동을 수행하였다면 관절의 경직이나 부상을 예방하기 위해 가볍게 풀어 주는 것이 좋다.

이처럼 수업이라는 것이 단순히 운동 동작 가르쳐 주고 시간 지나면 끝내면 되는 것이 아니라 이 러한 수많은 요소들을 고려해서 진행되어야 한다. 실제 수업을 해보면 숨이 차서 힘들어 하거나, 동작이 제대로 수행되지 않아 시간이 지연되기도 하고, 미리 준비했던 동작이 기억이 안 나는 경 우도 허다 할 수 있다. 그렇기 때문에 리허설을 한 번만 하는 것이 아니라 초보 강사는 여러 번 하 는 게 필요하다. 그래서 필요한 경우 다른 강사들에게 수업을 받아 보는 것 또한 권장하며 강사임 을 숨기고 수업을 받기 보다는 초보 강사임을 미리 얘기하고 하면 오히려 선배이자 선생님으로 서 더 친절하고 다양한 노하우 들을 전수해 주는 경우도 있기 때문에 참고하기를 바란다. 그리고 경험이 많은 강사들이야 큐잉 만으로도 충분할 수 있지만, 초보 강사들의 설명이 충분하지 못해 회원들이 잘 따라오지 못하는 경우도 많기 때문에 적절하게 핸즈온으로 잡아주거나 동작 시범을 반복해서 보여 주는 것 또한 필요할 수 있다. 그리고 가장 중요한 점은 이 모든 걸 머리속으로만 해서는 안되고 직접 수업 전 몸으로 해보며 다시 정리해 보기를 바란다.

첫 수업이 두려운 초보 강사라면 이를 어떻게 해야 할까요?

초보 강사에게는 수업이 두려운 것은 당연하다. 마치 처음 운전면허를 취득하고 실제 도로를 주행했을 때와 같은 심정일 수 있겠지만 운전도 마찬가지인 것처럼 부딪치며 나아가지 않는다면 실력이 늘지 않는다. 수업이 두렵다면 실전 같이 연습을 하는 것이 필요하다. 가장 손쉬운 방법은 지인이나 가족을 대상으로 수업을 해보는 것이다. 이때 주의 사항은 진지하게 실전과 같이 해보는 것이다. 그런 면에서 가족에게 수업을 하는 것보단 지인들을 대상으로 하는 것을 권장하며 웃거나 장난치지 말고 연습을 해보는 것이 좋다. 그리고 연습시 사전 동의를 꼭 얻고 수업 과정을 영상 촬영이나 녹음을 하여 모니터링을 해보는 것이 필요하다.

연예인들이 촬영 방송을 모니터링 하는데도 이유가 있듯이 실제 본인이 어떤 말을 했고, 어떻게 행동했는지 수업이 끝나고 생각해 보면 전혀 기억이 안 나는 경우도 많이 있다. 그렇기 때문에 이러한 영상이나 음성 녹음을 통해 말투나 발음, 말의 속도나 설명은 잘했는지 어리버리 했던 부분은 없었는지 체크해 보는 것이 필요하다. 당황하고 긴장해서 평소 내 모습과 전혀 다른 낯선 내 모습을 발견하게 될 수도 있다. 그리고 수업을 들은 지인이나 가족에게 평가를 받아 보는 게 필요하다. 회원 입장에서 돈을 내고 수강할 의향이 있는지, 혹시나 거슬리거나 고칠 점은 없는지, 상처받을 각오를 하고 있어야 하며 솔직하게 평가해달라고 하는 것이 필요하다. 이러한 평가를 기반으로 다시 수업을 수정, 보완한다면 금방 훌륭한 강사가 될 수 있으며 수업이 더 이상 두렵지 않게 될 것이다.

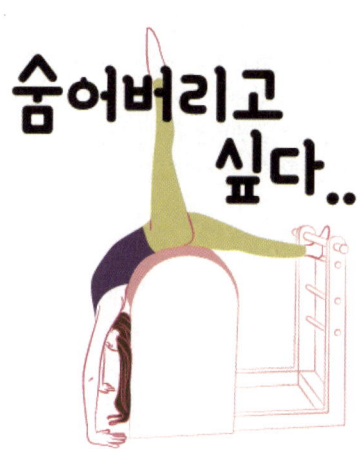

회원들 수준별 티칭을 어떻게 해야 할까요?

필라테스를 가르칠 때 회원들의 수준을 고려해서 같은 동작을 가르치더라도 어떻게 응용하냐에 따라 난이도가 달라질 수 있다. 회원들의 수준을 파악해서 그에 맞게 적절하게 난이도별로 조절하는 게 가장 중요한 부분인데 초보 강사에게는 이러한 부분이 너무 어렵고 막연할 수 있기 때문에 초급자, 중급자, 상급자 이렇게 크게 세 단계로 나누어 적용하는 방법에 대해 알아보록 하자.

초급자: 아직 필라테스가 낯설고 어려운 단계의 회원에게는 정확한 동작을 수행 할 수 있도록 설명을 잘 해주는 것이 중요하고, 반복된 학습을 통해 필라테스 자체가 익숙해질 수 있도록 도와주는 것이 필요하다. 기본적인 동작들 위주로 먼저 선정해서 난이도를 적절하게 낮춰 주어 스스로 할 수 있도록 만들어 주는 것이 필요하며, 최대한 쉬운 용어를 사용하는 것이 좋다. 동작을 못 한다고 해서 지적하고 뭐라고만 하지 말고 설명해 주어야 할 게 많기 때문에 에너지 소모도 크고, 수업을 진행하는 것이 힘들 수 있다. 강사만 힘든 것이 아니라 회원도 최선을 다하고는 있으나, 잘 안되서 힘들어 할 수 있기 때문에 운동을 포기 하지 않도록 사소한 것도 칭찬해 주며 함께 성장한다고 생각하며 진행을 하기를 바란다.

중급자: 회원이 초보자였다고 해서 계속해서 초보자가 아니라 수업이 진행되면서 점차 실력이 향상되어 중급자가 될 수도 있고, 나한테 수업 받기 전에 다른 데서 이미 필라테스를 배워본 경험이 있을 수도 있다. 기본동작은 이제 익숙해졌다면 좀 더 기능을 향상시키고 성취감을 느낄 수 있도록 난이도를 높여주고, 수업에 다양성을 부여해 주는 것이 필요하며 상급자가 될 수 있도록 어려운 동작들도 한두 개씩이라도 수업 끝에 도전해 보도록 하는 것이 좋다. 그리고 초급자에게 매트 위주로 진행하였다면 중급자부터는 다양한 소도구와 기구를 활용해 기본 동작들을 변형해서 더 큰 효과를 얻을 수 있도록 해주는 것이 필요하며 회원들이 기구를 써보고 싶어서 필라테스를 등록하는 경우도 많다는 점을 기억하기를 바란다.

상급자: 운동을 잘하는 상급자 회원의 경우 수업을 하기는 오히려 수월할 수 있다. 동작 명칭만 얘기해도 자세를 취하며 크게 설명하지 않아도 진행 자체에 큰 문제가 없기 때문에 수업이 편하다. 하지만, 문제는 이미 많은 경험이 있기 때문에 기본적인 동작들로는 만족을 시키기 어려울 수 있다. 원하는 특별한 목적이 있다면 그에 맞춰 주는 것이 필요하고, 유지를 목적으로 하는 경우라면 재미와 운동 효과를 계속 느낄 수 있게 해야 하는 점이 과제가 될 수 있다. 이럴수록 다양한 응용 동작을 활용하는 것이 필요하며 경험해 보지 못한 새로움을 전달하기 위한 연구가 필요하다. 꼭 필라테스만 시키는 것이 아니라 PT를 섞어서 하거나, 자이로토닉이라던지 다른 다양한 운동과 융합해서 접근해 보는 것 또한 좋다. 회원들이 보통 1년이 넘어가면서 초보자를 벗어나 중급자가 되고 2~3년간 같이 하면 상급자로 볼 수 있는데 이때 회원이 운동을 그만두는 이유는 수업이 더 이상 재미가 없어져서인 경우가 많기 때문에 강사는 끊임없이 연구해야만 한다.

이외에도 초급자, 중급자, 상급자가 섞여 있는 그룹 수업인 경우가 제일 난감할 수 있는데, 이러한 경우 적절한 프랩 동작을 통해 초보자에게 난이도를 낮춰주면서 상급자에게는 변형 동작의 옵션을 제시해서 적용해 주는 게 필요하다. 그리고 모두를 완벽히 만족 시킬 수는 없다는 점을 다시 한번 강조하며 너무 어렵게 생각하지 않기를 바란다.

새로운 회원이 그룹 수업에 들어왔을 때 어떻게 해야 할까요?

필라테스 그룹 수업을 진행하다 보면 새롭게 등록한 신규 회원이 들어오게 된다. 기존에 수업을 진행하는 회원님들과는 호흡을 맞춰왔는데 새로 오신 분이 경력자면 상관이 없지만 초보자라면 난감한 상황에 처하게 될 수 있다. 이때 소수인 처음 온 사람을 배제하고 기존 회원들 위주로만 구성해서 수업을 할 수도 없고, 새로 들어온 사람만 챙기게 되면 기존 회원들의 불만을 만들 수 있기 때문에 경력자 강사들에게도 어려운 부분일 수 있다. 이러한 경우에는 기존 수업 진도는 그대로 진행을 하면서도 대신에 신규회원에게 좀 더 애정과 관심을 가져 주는 것 또한 필요하다. 기존 회원님들도 불만이 안 생기고 초보자도 따라 올 수 있게 기본동작을 복습개념으로 해보자고 하고 이때 기존 회원님들에게는 난이도를 높이는 옵션을 제시하고 초보자에게는 기본에 충실할 수 있도록 옵션 없이 하도록 지시하면 된다. 그리고 동작에 익숙해지면 옵션도 도전해 보실 수 있도록 격려가 필요하며 중간에 들어왔지만, 소외 받지 않고 함께 운동을 즐겁게 하는 느낌을 받을 수 있도록 지도자가 이끌어 주어야 한다. 이렇게 강사라는 직업이 회원에 입장에서 볼 때는 한없이 쉽고 편해 보이겠지만, 막상 강사를 이러한 아무 사전 정보 없이 도전했다가 비싼 비용을 투자하여 1년여에 걸쳐 준비해서 되었지만, 불과 1년도 하지 않고 포기하고 이 업계를 떠나는 경우 또한 많이 보았기 때문에 미래의 인재가 될 수 있었던 새싹과 같은 강사들에게 이 내용들이 도움이 되기를 바란다.

이직 후 빠르게 적응하려면 어떻게 해야 할까요?

이 업에 종사를 하다 보면 다양한 이유에 의해서 자의든 타의에 의해서든 이직을 경험하게 된다. 새로 오픈을 하는 신규 업장을 제외하고는 처음 취업을 하는 경우도 마찬가지로 기존 업장의 회원들이 이전에 강사의 수업 스타일에 익숙해진 상태에서 새롭게 강사가 오게 되면 강사만 어색하고 낯선 상황이 아니라 회원들 또한 마찬가지이다. 특히, 그전 강사가 오랫동안 있었을 수록 반감을 갖기도 하며, 경계하는 경우가 많다. 기존 강사의 수업에 익숙해진 상태에서 아무 사전 정보나 준비 없이 전혀 다른 새로운 방식의 수업을 하거나 설명이 다르거나 스타일이 맞지 않는다면 컴플레인으로 이어질 수 있기 때문에 이에 대한 대비가 필요하다. 그렇다면 어떠한 대비가 필요할까 너무 걱정할 필요는 없다. 먼저 수업을 시작하기 전에 기존 강사의 수업 스타일을 센터에 확인해 보는 것이 필요하다. 어떤 도구나 기구를 주로 사용했다던지 아니면 타임별 주로 들어오는 회원들의 연령대나 운동 강도들 회원의 반응 등 어떠한 정보라도 얻을 수 있다면 준비를 하는 데 도움이 많이 된다. 가능하다면 회원에게도 물어보면 더 좋다. 물론 강사마다 수업에 대한 자신의 철학과 스타일이 있을 수 있지만, 기존 센터의 색깔과 어느 정도는 절충할 필요가 있다. 경력이 있는 강사라면 각자의 노하우로 회원들을 첫 만남에도 원하는 방향으로 유도할 수 있겠지만, 초보 강사에게는 이러한 모든 것들이 어려울 수 있다. 회원들과 차분히 신뢰를 쌓아간다고 생각하고 조급해할 필요성은 없다. 회원들은 강사가 바뀌는 것을 대부분 선호하지 않으며 큰 변화로 받아들인다. 초반에 기존의 수업 방식을 참고해서 점차 자신의 주특기나 성향에 따라 서서히 회원들에게 적응할 시간을 주면서 변형을 하기를 권장한다. 너무 성향과 색깔이 강한 강사의 경우 거부감으로 수업에 참여하는 회원들이 적어지며 이탈하게 되고 결국 센터와 함께할 수 없을 수도 있기 때문에 주의하는 게 필요하다.

갑작스런 퇴사 통보, 언제 어떻게 퇴사 요청해야 할까?

아름답게 이별하자 : 필라테스 센터에서 매출에 영향을 끼치는 가장 큰 요인은 수업을 진행하는 '강사'다. 인력 기반의 사업이기 때문에, 높은 매출을 유지하는 센터의 공통적인 특징은 회원들이 신뢰할 수 있는 좋은 강사를 많이 채용하고 있다는 것이다. 강사의 능력이 매출 상승에 직결된다는 것은 모든 사업주가 알고 있으나, 그런 강사가 갑작스런 퇴사 요청을 하면 문제가 발생한다. 계약서상 퇴사 요청 기간이 정해져 있지만, 이를 지키지 않는 강사들도 많기 때문이다. 강사의 입장에선, 병가 혹은 불가피한 사항으로 갑작스레 퇴사를 요청하는 경우도 생긴다. 하지만, 회원 관리를 담당하는 강사의 갑작스런 퇴사 통보는 센터를 운영하는 대표 입장에서는 참으로 난감한 상황이다. 실제로, 사업주들은 취업규칙(계약사항)에 한달 전 퇴사 통보를 해야 한다는 조항을 넣어 놓는 경우가 많다. 회원 인수인계/ 신규 강사 채용에 필요한 최소한의 시간이 그와 같은 사유다. 하지만 법적으로 특별한 사유가 없는 한, 강사가 퇴사에 대한 통보 이후 바로 강습을 나가지 않아도 된다. '근로기준법 7조 강제 근로의 금지'에 명시되어 있기 때문이다. 이후 발생하는 회원 인수인계, 센터의 손실 등의 문제는 퇴사 이후 사업주가 민사소송을 통해 책임을 물을 수 있다. 법적으로는 그렇다. 하지만 퇴사는 사업주의 갑질과 횡포로 인해 그런 경우가 아닌 이상 도의적인 상호 예의를 지켜야 할 필요성이 있다.

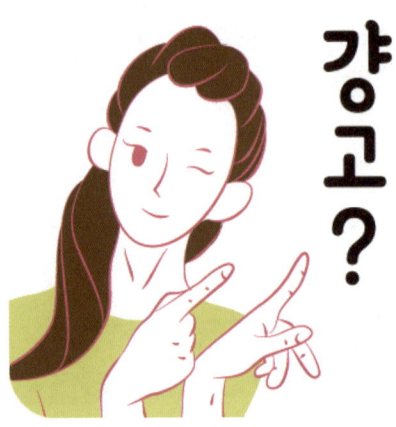

퇴사 시 최소한 지켜야 하는 약속과 매너들에 대해 알아보자.

1. 최소한, 2주 전에는 퇴사에 관한 내용과 사유를 전달한다.
수업을 모두 정리하지 못하고 회원의 수업이 많이 남은 강사의 경우 꼭 지켜줘야 하는 내용이다. 본인 그리고 사업주, 가장 중요한 회원과의 예의를 위해서라고 생각한다.

2. 수업 간 인수인계는 명확히 한다.
우리는 사무 업무를 하는 직장인이 아니다. 회원의 특성, 성격, 운동 방법 등 중요한 사항에 대해 명확히 전달해야 한다.

3. 가능하다면, 후임강사 채용의 기간 동안 업무를 유지한다.
퇴사 통보가 되었더라도, 결국 수업을 받는 회원들은 후임 강사가 있어야 자연스럽게 인수인계 할 수 있다. 불가피한 문제가 아닌 이상 원활한 인수인계를 위해 후임강사의 채용 기간 동안은 최소 업무 형태를 유지하는 것이 가장 바람직하다.
업계에서 오랜 기간 일을 해온 강사라면 알 것이다. 사업주와 강사 그리고 회원간의 신뢰 관계가 얼마나 중요한 것인지.

내가 '사업주라면, 혹은 강사라면' 의 마음 가짐으로 마지막은 항상 아름다운 이별이 되었으면 한다.

이유 없는 퇴사 통보 : 부당해고 시 대처를 어떻게 해야 할까요?

5년 이상의 경력 강사, 대부분이 부당 해고를 경험한 적이 있다고 한다. 피트니스업 뿐만 아니라 규모가 크던 작던간에 많이 발생하는 해고문제는 실질적인 강사의 잘못에 의한 해고 사유도 있지만, 대표의 개인사유에 의한 사유 없는 해고도 있다. 이제 막 자격증을 취득해서 골프장, 웨이트존, 필라테스 공간이 함께 있는 대형센터에 취직한 초보 'A'강사는 불과 3개월만에 다니던 센터에서 나오게 되었다. 급여는 말로만 듣던 열정페이 수준이었지만, 다양한 전문교육을 받을 수 있다는 구인 내용에 찾아간 대형센터의 실상은 그와 달랐다. 매일 반복되는 청소와 홍보 업무에 'A'강사는 이와 같은 부당한 일이 더 발생하면 안될 것이라는 판단하에 노동청에 신고하게 되었다. 신고 후, 여러 조사가 이뤄졌고 얼마 있지 않아 센터 대표는 수업 진행이 마음에 들지 않는다는 이유로 해고를 통보했다. 사업자의 법령 위반으로 신고했을 뿐인데, 이것이 해고의 사유가 될 수 있을까? 이런 경우를 '부당해고'라 볼 수 있다.

[부당해고]
근로 기준법 제 23조 근로자가 사용자에게 정당한 사유없이 해고, 휴직, 정직, 전직, 감봉 등의 징벌을 당하는 것으로 사용자(사업주)는 근로자(강사)에게 정당한 이유 없이 해고하지 못하도록 규정하고 있다. 근로자 해고 시, 사용자(사업주)는 반드시 적어도 30일 전에 해고예고를 해야하며, 이를 위반 시 2년 이하의 징역 또는 2천 만원 이하의 벌금에 처할 수 있다. 그렇다면 부당해고와 정당한 해고의 차이는 무엇일까 1) 징계해고 : 함께 일을 할 수 없을 정도로 손실 및 잘못을 야기한 경우, 2)정리해고 : 경영상의 어려움으로 인해 회사 사정이 악화된 경우. 이외에 사소한 실수 혹은 단순히 마음에 들지 않아서 등 정당하지 못한 사유로 해고 시키는 것은 '부당해고'에 해당된다. 센터를 운영하는 사업주, 강사 모두 반드시 알고 있어야 하는 사항이다.

[부당해고 시 대처법]
해당 일을 당한 날로부터 3개월 이내 '부당해고 등 구제 신청서'에 필요한 자료 첨부 후 사업장 관할의 지방 노동위원회에 구제 신청이 가능하다. '3개월이 지나면, 권리구제 신청권이 소멸' 되니 반드시 기간을 엄수해야 한다. 또한 월 평균 임금이 250만원 미만이라면, 노동위원회에 부당해고 구제를 신청하고, 권리구제업무 대리인(공인노무사,변호사)를 무료로 선임할 수 있으니 이 부분도 필히 알고 있는 것이 좋다. 불과 10년 전만 해도 당연히 여겨졌던 피트니스업의 임금체불/계약서 미작성/ 부당해고 등의 문제를 인지하고 모두가 건강한 피트니스업계를 만들어 나가는 것에 일조할 수 있는 그 날이 오길 기대한다.

[퇴직금]
퇴직금은 근로자(4대보험가입자)면서, 1년(입사기준 365일) 근무가 충족된다면, 반드시 지급해야 하는 금액이다. 근로계약서를 작성하지 않았다고 퇴직금이 발생하지 않을 것이라고 생각한다면 오산이다. 강사가 근무했던 기간에 근로자로 인정받는다면, 지급 의무가 발생한다. 퇴직금 지급에 대한 의무가 발생한 후, 14일 이내 지급이 원칙이다. 본인이 채용한 강사가 프리랜서 or 정직원인지 근무 환경을 명확히 하지 않는다면 이와 같은 문제가 발생할 수 있다.

[계약서 작성 시 유의사항]
실제 4대보험을 취득할 정직원들에게 작성해야 하는 계약서에 필수로 들어가야 하는 사항은 크게 7가지다. 예를 들면 1. 근로 개시일, 2. 근무장소 업무내용, 3. 근로시간, 4. 주휴일 연차유급휴가, 5. 임금, 6. 수습, 7. 을의 의무, 8. 퇴직, 9. 근로계약의 해지, 10. 기타 등. 이외에 본인 센터에 맞는 특약 및 세부사항은 추가할 수 있다.

필라테스 기구의 강도는 어떻게 설정해야 하나요?

필라테스의 바렐(Barrel)을 제외한 모든 기구들은 스프링이 장착되어 있다. 스프링(Spring)의 강도로 저항값을 설정하여 운동을 진행하게 되며 스프링의 색깔이나 스프링의 개수에 따라서 강도가 약해지기도 혹은 강해지기도 한다. 예를 들면 빨간색 스프링을 '1'의 힘이라고 가정했을 때 파란색 스프링은 '0.5' 노란색 스프링은 '0.25'의 힘을 가지게 된다. 노란색 스프링을 하나 걸고 운동을 진행 시 너무 약하거나 전혀 힘이 들지 않는다면 노란색 스프링을 하나 더 걸거나 파란색 스프링을 걸어서 저항을 실어주는 것이다. 그런데 여기서 중요한 것은 스프링을 강하게 건다고 해서 절대 운동의 강도가 강해지는 것은 아니다.

동작의 특성에 따라서 스프링의 강도를 더 강하게 할 수도 있고, 되려 약하게 할 수도 있다. 예를들면 리포머(Reformer)에서 플랭크(Plank) 동작이나 유사한 동작인 다운 스트레치(Down Stretch) 동작을 진행할 때는 스프링이 없으면 없을수록 운동 강도가 높아질 수 있다.

스프링의 또 한 가지의 특성은 제조 회사에 따라 스프링의 강도가 다르다는 것과 스프링 종류(롤백 스프링, 그네 스프링, 푸시 스프링, 캐리지 스프링, 레그 스프링, 암 스프링, 체어 스프링 등)에 따라 또 다르다는 것이다. 공통적으로 사용하는 강도의 색깔은 존재하지만, 스프링의 강도는 제각각이다. 그러므로 레슨에서 스프링을 사용하기 전에 먼저 강도를 느껴보고 회원님에게 적용할 색깔을 정하는 것이 현명하다.

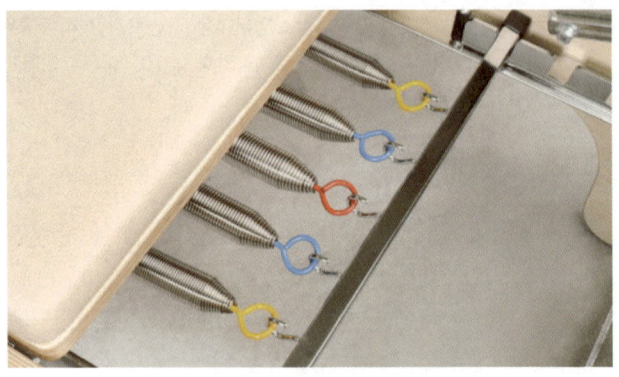

스프링별 칼라가 다르며 강도가 다르다

필라테스의 장점을 고객에게 어떻게 설명해야 할까요?

필자 또한 센터를 운영하고 있기에 상담 전화를 받으면 가장 많이 받는 질문들은 "필라테스를 하면 유연해지냐, 체형교정이 되느냐, 어디가 아픈데 병원에서 필라테스를 해보라고 했다라"는 질문이 가장 대다수이다.

필라테스의 장점이 너무나도 많지만, 제일 와닿는 답변으로는 신체의 조화를 통한 몸의 균형적인 체형으로 인한 미적, 시각적인 효과가 좋아진다는 답변이 제일 좋을 거 같다. 고객이 운동을 하는 이유는 크게 체형적으로서의 개선, 다이어트라는 두 가지의 이유가 가장 큰데 이 두 부분을 이룰 수 있다. 라는 사실을 확인받고 싶어 하기 때문에 필라테스, 헬스, PT와 같은 형태의 운동을 진행하는 이유이다. 이 사실들에 대해 확실하게 답변을 해준다면 아마 가장 좋아할 것이다. 이러한 사실에 대해 확인시켜준 후, 필라테스를 하더라도 어떤 식으로 진행을 하고 매회 준비해온 시퀀스를 진행할 때 이 동작을 하는 것에 대한 동기부여를 심어준다면 더 열심히 운동을 하려는 고객의 모습이 보일 것 이다.

그룹이든, 개인이든 동일하다. 필라테스 전체의 장점을 이야기 해주기엔 너무 광범위하다. 오히려 동작을 통해 필라테스의 장점들을 직접 경험 혹은 간접 경험을 할 수 있게 설명을 해주는 방향이 아마 가장 와닿을 것이다. 만약 상담을 진행 중이라면 간단한 동작을 보여주고 거기에 대해서 이야기를 해주면 아마 더 좋은 세일즈 포인트가 될 것이다.

필라테스 강사의 트레이닝 심리학과 동기부여 방법

필라테스 강사의 역할이 매우 방대하고, 모두가 만족할 만한 결과를 만들어내기가 얼마나 힘든 일인지 미리 안다면, 그저 진입 장벽이 낮고, 운동을 좋아하고, 내 몸을 만들어봤다는 자신감으로 시작하기에는 필라테스 강사라는 직업이 얼마나 무모한 도전인지 알아야 한다. 그리고 알게 된 이상, 항상 배운다는 자세로 겸손하게 임해야 할 것이다. 또한 몸은 물론이고 그 사람의 인격과 정신을 일대일로 마주하게 될 때 신뢰를 얻어 내기란 쉬운 일이 아니다. 그래서 때로는 회원에게 운동을 가르쳐 주지만, 오히려 반대로 그들에게 많은 삶의 교훈과 깨달음을 얻기도 하는 것이다. 50분이라는 시간이 단순히 움직임과 땀으로 끝나는 것이 아닌 정서적 교감과 함께 서로의 믿음을 쌓는 시간이기도 하다. 그리고 결국에는 회원의 마음 깊은 곳에서부터 신뢰를 끌어낼 수 있다면 서로가 만족할 수 있는 목표에 빠르게 도달할 것이다.

우리는 회원이 운동을 시작하게 만들 때, 먼저 몸만 움직이게 하는 것이 아니라, 마음이 먼저 움직여야 할 수 있다는 것을 알게 될 것이다. 회원의 결심은 잠깐이다. 명확한 목표와 동기가 없다면 끝까지 해내기란 쉽지 않은 일이다. 목표를 세운 만큼 끝까지 마음가짐을 붙들어 주는 것이 필라테스 강사의 역할이다. 정신을 집중하지 못하고 동작만 흉내 내는 것은 오히려 부상의 위험과 함께 동기부여가 떨어져 회원이 중도 포기에 쉽게 이르기 때문이다. 외적 동기와 내적 동기가 있지만, 시작하게 만드는 동기는 무엇이든 좋다. 강력한 동기, 하지만, 현실적인 동기를 회원에게 만들어주고 시작하자.

회원에게 동기부여가 주어졌다면 이제 남은 것은 신뢰를 쌓는 일이다. 이미 수십 번의 운동을 함께 한 회원이라면 모를까 처음 시작하는 회원과 신뢰 관계를 맺기란 힘든 일이다. 따라서 필라테스 강사는 편안한 목소리, 마주 대하는 얼굴의 표정, 자신감 있는 눈 맞춤, 깔끔한 복장, 좋은 향기 등으로 첫인상부터 회원의 호감을 얻어야 한다. 첫 수업에서 직업은 물론 생활패턴과 취미, 성격까지 최대한 많은 정보를 얻어야 한다. 여기서 중요한 것은 정보의 일방적인 습득이 아니라 교환이다.

PILATES TEACHER

필라테스 강사의 상황 등 인적 정보도 물론 제공해야 한다. 하지만, 이런 많은 정보를 교환하기 꺼리는 회원도 있다. 이렇듯 필라테스 강사란 직업은 개인의 운동능력과는 별개로 코칭 능력과 함께 심리상담사처럼 상대의 의중을 파악하는 정서적인 능력까지 있어야 한다.

A) 운동 전 동기부여

종종 연이은 수업에 지친 필라테스 강사들은 다음 타임의 회원이 오게 되면 별다른 전환 없이 정해진 루틴의 스트레칭을 시키는 경우가 있다. 하지만, 필라테스 강사는 운동 시작 전 반드시 3~5분 정도 대화와 자극을 통해 회원에게 매일 새로운 동기부여를 해 주어야 한다. 운동이 일상이 아닌 회원은 매시간 마다 가져오는 마음의 에너지가 매번 다르기 때문이다. 필라테스 강사의 역할은 그 마음의 에너지를 할 수 있는 한 최대한의 크기로 늘려야 하는 임무를 갖고 있다. 처음 시작한 그 동기를 다시 떠올리게 만들어주며, 저번보다 더 나아지고 있다는 격려가 필요하다. 또한 각 회원의 심리적 동기유발을 어느 방식으로 이끌어낼 때 가장 강력하게 작용을 하는지도 알아야 한다. 운동 동작 습득의 재미, 게으름을 이기고 온 보람, 목표 성취에 대한 기대감, 바디프로필과 시합 등의 정해진 날짜, 운동 시간의 즐거움, 동료와의 경쟁심 등 개인마다 부여된 목표가 다르기 때문이다.

B) 운동 중 동기부여

매 순간마다 필라테스 강사들이 회원에게 얼마나 집중해야 하는지 알면 놀랄 것이다. 그저 한걸음 옆에 떨어져 서서 자신의 마음속에 정답이라고 적어둔 동작의 범위에 맞는지 지켜보면서 숫자만 세고 있을 뿐이라면, 당신도 회원도 매우 위험한 상태다.
단지 자세뿐만 아니라 호흡과 눈 맞춤, 또는 질문을 통해 현재의 마음과 정신 상태를 끊임없이 파악하고 잡아주어야 한다. 물 마시는 타이밍과 휴식 등 회원의 입장이 되어 역지사지의 자세로 바라보는 시선도 매우 중요하다. 또한 운동 중에는 칭찬을 통해 자존감과 자신감을 높여주고 끊임없는 격려와 외침으로 운동에 더욱 집중할 수 있게 만들어야 한다.

C) 운동 후 동기부여

운동 후에는 오늘 이뤄낸 성취를 축하해주고 다음 단계를 제시해주어야 한다. 목표치로 해낸 운동의 보람과 만족감 그리고 다음 수업에 대한 기대감으로 채워야 한다. 이렇게 작은 성공을 맛보게 한 뒤 체육관 문을 나가야 회원 스스로도 행복감에 고무되어 다음 수업에도 즐겁게 찾아올 수 있게 된다. 또 수업이 끝나고 개인이 해야 하는 운동을 지시할 때에는 과도한 동기로 인해 오버트레이닝이 되지 않도록 적절한 시간과 양을 구체적으로 알려 주어야 한다.

회원의 성향을 파악한 후, 어느 정도 생활패턴에 관여하는 것이 괜찮다고 느껴졌을 때 회원에게 개입의 동의를 구한다. 식습관과 휴식, 수면 시간에 대해서도 지도가 필요한 이유를 충분히 사전에 숙지 시켜 주고 생활패턴이 자리 잡았을 때에는 서서히 개입의 양을 줄이는 것이 좋다. 회원의 사생활과 운동 시간은 '연결' 되는 것이 아니라 단순한 '연계'라는 것이라는 것을 알아야 한다.

D) 필라테스 강사의 동기부여

필라테스 강사의 역할은 정해져 있다. 직업적으로도 구분되어 있는 의사와 물리치료사의 영역에 도전하기보다는 서로를 인정하고 양보하는 자세가 필요하다. 오랜 경력과 많은 교육 세미나 그리고 자격증을 가지고 있다 하더라도 사람의 몸은 매우 신묘막측하다.

 매년 변하는 운동학적 근거와 국제적인 논문들로 인해 어제까지도 진리처럼 믿고 있던 많은 이론들이 하루아침에 바뀌는 경우가 많다. 때문에 사람의 신체에 대한 과한 자신은 어느 정도 내려놓는 것이 좋다. 상담하는 회원의 상태를 파악 후 운동으로 해결할 것인지 병원에 보낼 것인지 스스로의 역량에 미치지 못한다고 판단이 되면 양심껏 행동하는 것이 서로에게 좋은 결과를 가져온다.

사람의 몸과 마음을 대하는 직업인 만큼 필라테스 강사도 '히포크라테스 선서문'을 읽어 보아야 한다. 언제나 제자리에 머물러 있지 않고 겸손한 마음과 자세로 평생 배우려는 마음을 가져야 한다. 한 치의 거짓도 없는 진심으로 회원을 내 몸처럼 대했을 때에 이심전심이 된다. 그 뒤에 돌아오는 회원의 감사 인사와 결과 그리고 보람감은 필라테스 강사의 생명을 지속시켜주는 원동력이 될 것이다.

PILATES TEACHER

기구 필라테스와 매트 필라테스의 차이는 무엇인가요?

필라테스 동작 중에서 티져 동작을 예를 들어보자. 매트에서 티져 동작이 너무 어려워 정확한 자세를 만들어 내기 어려운 사람의 경우에는 캐딜락에서 푸시스루바를 잡고 티져 동작을 진행한다면 훨씬 적은 힘으로 동작을 만들어 낼 수 있다. 반대로 매트에서 티져 동작이 너무 쉬운 사람의 경우에는 리포머 롱 박스 위에서 스트랩을 손에 쥔 채로 동작을 하면 훨씬 더 어려운 버전의 티져 동작을 경험하게 된다. 이처럼 기구 필라테스는 매트 필라테스 보다 동작의 난이도를 더 쉽게 혹은 더 어렵게 조절할 수 있다고 볼 수 있다. 물론 매트에서도 베리에이션을 통해 혹은 소도구를 통해 난이도를 조절할 수 있으나 기구에서는 스프링을 교체하는 것만으로도 강도를 쉽게 조절할 수 있어 매우 유용하다. 이러한 점은 마치 헬스에 맨몸 운동과 헬스 기구의 장단점과도 유사하다고 볼 수 있지만, 케이블과 중량을 이용한 고립 운동 위주의 헬스 기구와 달리 필라테스 기구는 스프링의 장력과 스트랩, 캐리지의 움직임 등을 통해 전신의 통합적인 활용을 강조하는 것이 특징이라고 할 수 있다.

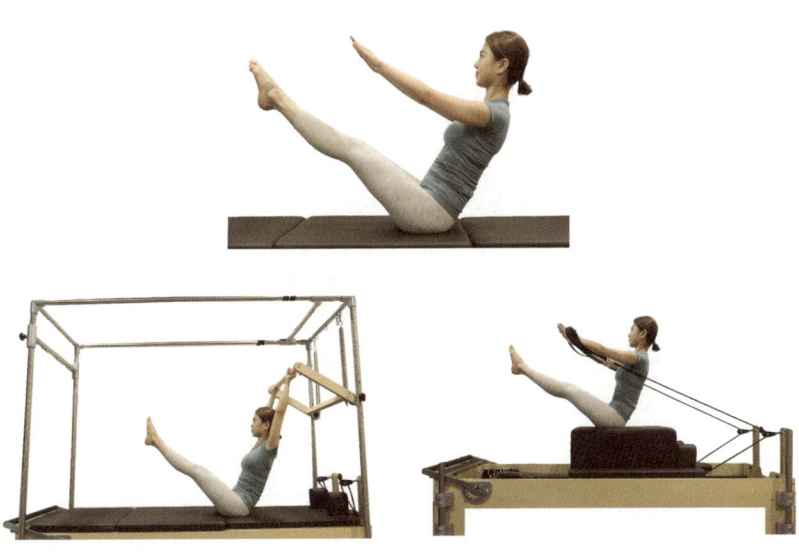

말하는 게 어려운데 잘할 수 있는 방법이 없나요?

강사라는 직업에게 중요한 핵심 능력 중 하나가 말을 잘하는 것이다. 필자 또한 처음에 이 부분이 너무 힘들었고 말하는 게 연습해도 잘되지 않아 강사를 그만두어야 하나 고민했던 시기도 많이 있었다. 주변에서도 말주변이 없어서 네가 강사를 할 수 있겠냐고 걱정하는 사람들이 많이 있었을 정도였고, 스피치 관련된 책들을 왕창 사서 읽어보기도 하고 이래도 안되서 스피치 학원을 등록해서 아나운서나 스튜어디스를 지망하는 사람들과 함께 강의를 수강하기도 했었다. 이 과정에서 조금씩 나아졌으며 나중에는 더 잘하고 싶어서 다양한 영업과 관련된 사람들을 만나보기도 하고 이 사람들이 어떻게 설명하고 세일즈를 하는지 배우기 위해서 보험설계사 교육을 들어 보기도 했었다. 심지어 다단계 회사들을 찾아다니며 온갖 유혹을 뿌리치며 실력을 키우기 위해 노력을 했던 시절이 있었다. 이 과정에서 얻은 몇 가지 기본적인 것들을 공유하자면 먼저 말을 하려고 해서는 안 된다. 강사라는 직업은 회원의 말을 먼저 들어주고 그들의 관심사가 무엇이며 어떠한 것을 원하는지 캐치해 내기 위해 관찰해야 한다. 특히 혼자 많이 준비했다고 열심히 떠들어 봤자 아무도 듣고 있지 않고 따라오지 않는다면 의미 없는 실패한 수업이라고 할 수 있다. 이러한 일이 반복되면 자신감은 바닥으로 떨어지고 회원을 마주하는 일이 두려워질 수 있다. 회원은 적이 아니다. 오히려 나를 좋아하는 팬과 같다고 생각하고 눈을 맞추고, 인사를 하고 운동을 지도하며 적절한 스킨십을 통해 익숙해져야 한다. 대부분의 강사들이 실제로 언어장애가 있거나 해서 말을 못 하는 게 아니라 그 상황이 익숙하지 않아서 또는 어색해서, 긴장해서 그런 것이기 때문에 이러한 분위기만 바뀌어도 말이 편해질 수 있다. 특히 너무 집중해서 운동을 가르치다 보면 나도 모르는 사이에 무표정으로 화가 난 것처럼 보인다면 회원은 무서워서 피하게 될 수도 있기 때문에 항상 미소로 회원을 대하는 연습이 필요하다. 운동을 하다 보면 숨도 차고 인상을 쓰게 될 수밖에 없지만, 중간 중간 페이스를 조절하며 분위기를 환기 시켜줄 수 있는 적절한 농담과 여유가 필요하다. 그래서 항상 회원들에게 웃음을 주기 위해 개그 프로그램이나 유튜브를 보며 나름 즐겁게 하는 법을 공부하고 연구하기도 한다. 배울 수 있다면 꼭 스피치 책들을 읽어보고, 스피치 교육을 받아 보는 것도 말을 잘 하는데 있어서 도움이 될 것이다.

수업시 동작을 다 보여줘야 하나요?

운동을 가르치는 가장 쉬운 방법이 동작을 보여주고 따라 하라고 하는 것이다. 하지만, 첫 수업 시작부터 오늘의 마지막 수업까지 동작을 모두 보여주고 하기에는 어려움이 있을 수 있다. 왜냐하면 강사도 사람이기 때문에 체력적인 문제와 체형적 제한점이나 통증 등 동작을 시연하는 데 어려움이 있을 수 있고, 회원을 관찰하고 교정을 위해 잡아주러 다녀야 하는데 동작을 다 시범 보여 주려고 하면 이러한 나머지 부분들을 전부 포기할 수밖에 없기 때문이다. 특히 그룹 수업에서는 뒤쪽에 앉아 있거나 하는 사람들에게는 시범을 보여도 잘 안 보일 수도 있기 때문에 시범을 간단하게만 보이고 나머지 부족한 부분을 큐잉을 통해 완성 시켜 주면 된다. 그리고 강사의 성향이나 유형에 따라 시각적으로 동작을 보여 주는 걸 선호 할 수도 있고, 동작 시연 없이 말로만 수업을 진행하는 강사가 있는데 정답은 없지만, 적절하게 융합해서 활용하는 것을 권장한다. 왜냐하면 말로만 설명할 경우 초보자의 경우 동작에 대한 경험과 이해도가 없어 설명을 열심히 해도 이해를 하지 못해서 수업 진도를 따라가지 못할 수 있기 때문에 적절한 제스처를 활용하거나 더 많은 노력이 필요하다. 그리고 동작을 보여주지 않는 것에 대한 이유가 있다면 회원에게 그 부분도 설명을 해주어야 한다. 인지력을 높이기 위해서 말로 설명하고 나는 티칭 한 건데 회원은 저 강사는 성의 없이 말로만 때운다는 오해를 하고 있을 수 있기 때문에 미리 사전에 고지를 하고 이해시켜야지만 강사의 말에 더 집중하게 할 수 있다. 기본 동작이나 쉬운 동작은 말로만 설명해도 되겠지만, 복잡한 동작이나 버티는 동작 같은 경우 체력적으로 힘들 수 있기 때문에 빠르게 시연하고 부족한 건 큐잉으로 커버하는 것을 권장한다.

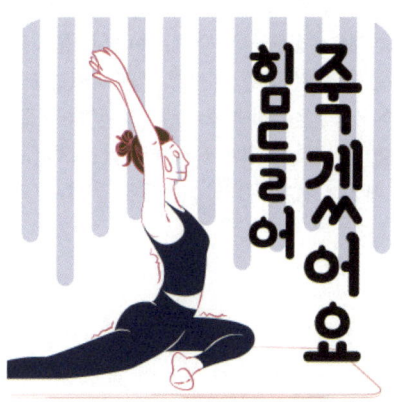

핸즈온을 어떻게 해야 할까요?

운동을 지도하다 보면 잘못된 동작을 수정해 주거나 자극을 확인하기 위해 적절히 핸즈온을 적용하는 것이 필요하다. 하지만, 회원들 마다 개인차가 있으므로 이러한 신체 접촉을 싫어 할 수도 있고, 조심하지 않으면 불쾌감을 줄 수도 있기 때문에 주의가 필요하다. 특히 초보 강사들은 운동 자체에 대해서는 공부를 열심히 하고, 본인 운동도 열심히 수련했겠지만, 어떻게 잡아 줄지에 대한 경험과 연구는 부족할 수 있다. 특히 "어떻게 잡아 줘야 할까, 제대로 잡을 수 있을까, 잘못 잡아드려서 다치거나 불쾌해 하시면 어쩌지"등 다양한 고민과 갈등에 빠지게 된다. 이러한 문제를 해결하기 윈한 몇 가지 팁을 공유하고자 한다.

▶ **접촉 전 사전 동의 구하기:** 운동을 배우는 회원들은 기본적으로 동작을 수정하기 위해 어느 정도 신체 접촉이 일어날 수 있다고는 생각하고 있을 수도 있지만, 사전 동의 없이 갑작스럽게 터치하게 되면 깜짝 놀라거나 불쾌해할 수 있기 때문에 항상 사전 동의를 구해야 하며 특히 동성이 아닌 이성인 경우 더욱 주의해야 한다. 동성이라고 해도 민감한 부위를 터치해야 하는 경우 사전에 동의가 필요하기 때문에 수업 전 회원들에게 고지하고 시작하는 것이 필요하다. 예를 들면 "회원님의 정확한 동작을 위해 중간에 제가 돌아다니면서 동작들을 잡아드릴 테니까 혹시라도 불편하신 분은 바로 얘기해 주시면 감사하겠습니다 " 라고 공지 후 수업을 시작하면 큰 문제가 발생하지 않을 것이다.

▶ **손 끝을 활용하고, 관절을 잡아주기:** 초보 강사들이 흔히 하는 실수 중에 하나가 회원을 만지기 두렵기도 하고 소심해서 손끝으로 쿡, 쿡 찌르듯이 터치를 하는 경우가 많다. 이렇게 하는 경우 민감한 부위는 간지러워서 자지러지거나, 제대로 자세를 교정해주기 어려울 수가 있다. 그래서 손끝을 활용해서 동작을 수정해 줄 때는 주로 관절 부위를 가볍게 잡아서 교정해주면 되는데 이때 흔히 손바닥이 맨살에 닿게 되면 체온이 느껴져서 괜한 오해를 받을 수도 있고 불쾌할 수 있기 때문에 지그시 눌러주어야 하는 몇몇 경우를 제외하고는 손가락만 활용하는 것을 권장한다.

▶ **사전 고지가 중요하다**: 운동을 지도하다 보면 말 보다 행동이 앞서게 되는 경우가 있는데 회원한테 큐잉을 주기 전에 대뜸 갑자기 회원의 몸을 잡고 장난감 다루듯이 움직이는 경우가 있다. 이렇게 되면 회원 입장에선 깜짝 놀라며 갑자기 왜 이래 이렇게 생각 할 수도 있다. 그렇기 때문에 말로 먼저 고지를 꼭 하는 것이 필수적이라는 점을 기억하기 바란다.

▶ **주의해야 하는 부위**: 사전에 고지를 했다고 해도 민감한 부위를 터치 할 때에는 더욱 주의하는 것이 필요하다. 회원이 싫거나 불쾌해도 내색하지 않거나, 어쩔 수 없이 동의를 했을 수도 있기 때문에 조심해야 하고 같은 부위를 만지더라도 방법이 중요하다. 특히, 목을 받쳐주는 것까지는 괜찮지만, 간혹 예민하신 분들이 있을 수 있어 주의가 필요하며 겨드랑이 같은 부위도 간지러움을 많이 탈 수도 있고 운동을 열심히 하셔서 촉촉하신 분들도 있을 수 있으니 주의가 필요하다. 이외에도 팔 안쪽이나 가슴 주변, 골반 주위나 허벅지 안쪽은 동성이어도 조심해야 할 필요성이 있는 민감한 부위이기 때문에 특히나 더 주의해야 한다. 이러한 부위를 터치할 때는 회원의 손으로 먼저 촉진하게 하고 그 위로 터치를 하게 되면 서로가 부담이 적어질 수 있으며 항상 회원에 입장에서 생각하고 터치 시 주의해야만 한다는 점을 반복해서 강조한다.

▶ **강사의 준비물**: 수업 전 위생을 위해 손 소독제로 손을 닦고 수업에 들어가는 건 이제 기본적인 사항이다. 중간 중간에 강사나 회원이 운동 중 땀을 흘릴 수 있고 이러한 땀이 서로에게 묻거나 기구나 도구에 묻어서 찝찝해서 만지기 꺼려 할 수도 있기 때문에 회원의 수건까지 챙겨서 항상 이러한 부분의 문제를 해결하는데 활용하는 것을 권장하는 바이다. 물 티슈나 손소독제 등을 준비해 두는 것이 필요하며 센터 측에서 준비를 해주면 좋겠지만, 미흡하다면 강사 개인이 준비를 하는 것이 필요하다.

▶ **능동적 운동과 수동적 운동**: 정확한 운동을 위해 강사가 핸즈온을 통해 동작을 수정해 주는 것은 물론 필요하다면 동작을 보조해주기도 하고 바른 정렬을 위해 수동적으로 보조해 주기 위해서 부하를 가하는 경우도 있다. 이러한 과정은 분명 필요하지만 계속되어서는 안 된다. 운동은 결국 회원 스스로 할 수 있게끔 도와주는 정도로만 해야 하며 올바른 방향 제시를 해준다면 충분하고 적절한 핸즈온으로 인지시켜주어 반복해서 연습을 통해 능동적인 운동을 할 수 있도록 해주어야 한다.

이러한 위의 사항들을 항상 기억하고 숙지한 상태에서 수업을 진행한다면 핸즈온을 적절히 잘 활용하는 좋은 강사가 되는데 바탕이 될 수 있을 것이다. 이외에도 만약에 그룹 수업을 진행하다 보면 수업을 따라 오지 못하는 사람들이 있을 수 있는데 이러한 경우 친절하게 핸즈온을 해주는 것이 중요하지만, 한사람에게 너무 많은 핸즈온을 해주다 보면 수업의 흐름이 끊길 수 있기 때문에 항상 수업 중이라는 사실을 까먹어서는 안된다. 특히, 동작을 교정해 주다 보면 완벽하게 만들어 주는데 집착을 하게 되는 경우가 있는데, 한 번 수업에 완벽한 동작이 수행 될 수가 없다는 점을 기억해야 하며, 한 명 때문에 나머지 다른 회원들이 피해를 보지 않도록 하기 위해 수업이 끝나고 따로 추가적으로 조언을 해주거나 개인 레슨을 권유해 보는 것도 한 가지 방법이다. 또한 수업 중에 태도가 안 좋거나 눈에 거슬리는 회원이 있을 수 있겠지만, 이러한 경우에도 수업 후에 따로 개인적으로 얘기를 하는 것이 필요하며 다른 사람들 앞에서 분쟁을 보여 주는 것은 서로에게 좋지 않다.

수업 마무리는 어떻게 해야 할까요?

수업은 시작도 중요하지만, 마무리도 매우 중요하다. 수업이 끝나고 마무리 할 때에는 환한 미소와 웃으면서 한명 한명 정리할 때 까지 기다려 주고 배웅을 해주는 것이 필요하다. 이런 사소한 배려 하나가 수업 중 불만이나 미흡한 부분이 있었다고 해도 용서가 될 수 있을 것이다. 그리고 서로 정이 들어야 불만 사항이 아닌 건의 사항으로 개인적으로 조심스럽게 얘기를 해줄 것이고, 이렇게 인간적인 감정의 교류를 통해 서로 가까워지게 되는 것이다. 인사만 잘해도 반은 먹고 들어간다고 할 수 있으니 명심하길 바란다. 그리고 수업이 끝난 후에 이러한 인사를 하고 정리할 때 까지 기다리는 시간에 개인적인 궁금증이나 수업 때 미처 하지 못한 질문을 하는 회원들이 있을 수 있으며 이 과정에서 수업 후에는 피득백을 받을 수 있다. 특히 이직이나 새로 오픈을 한 경우에는 회원들이 아직 만족도가 부족할 수 있기 때문에 이러한 의사소통을 위해 부족한 부분을 수정 보완하는 것이 필요하다. 이러한 시간을 아까워 해서는 안되며 질문에 답을 하는 과정에서 강사 스스로에게도 발전을 시켜주는 시간이 될 수 있다. 그리고 혹시라도 모르는 부분이 있거나 헷갈리는 부분이 있다면 어물쩡 넘어가거나 모르는데 둘러대기 보다는 잘못된 정보를 알려 드리면 안 되기 때문에 "확인 후 알려드려도 될까요" 라고 양해를 구하는 것이 좋다. 회원들은 오히려 이렇게 얘기하면 강사의 신중함에 신뢰감을 가지게 될 것이다. 그리고 매번 앵무새처럼 같은 첫인사와 마무리 인사를 하기 보다는 센스 있게 다르게 바꿔서 얘기하는 것이 좋다. 그리고 마무리 인사 전 다음 수업에는 어떻게 진행할지 간략하게 이야기를 해주면 회원들은 다음 수업이 기다려져서 수업 참여도 또한 높일 수 있기 때문에 이러한 점을 초보 강사라면 잘 활용하기 바란다.

근무 하면서 주의해야 할 부분이 뭐가 있나요?

강사는 수업 외에도 신경 써야 하는 기본적인 것들이 많은데 강사로서 지켜야 하는 예의와 매너적인 부분이다. 이러한 기본적인 부분을 지키지 않는 강사들이 의외로 요즘 많아지고 있어서 관리자들이나 회원들이 당황스러워 하는 경우도 있다.

▶ **복장** : 강사들이 의외로 이 부분에서 너무 자유로운 영혼들이 많이 보이는데 강사로서 단정하고 전문적인 이미지를 보여 줄 수 있는 것이 필요하다. 사복을 입고 출근해서 갈아입고 하면 되긴 하지만, 차라리 화려한 복장이나 꾸민 모습은 괜찮겠지만, 방금 자다 일어난 것 같이 추리한 몰골로 쩔어서 출근하다가 회원을 만나거나 한다면 이미지를 깎아 먹을 수 있다. 머리를 풀어헤쳐 수업 중에 산만하게 휘날리기 보다는 길다면 단정하게 묶고 깔끔하고 단정한 모습을 유지하는 것이 중요하다. 그리고 운동복은 회원도 헬스장과 다르게 몸에 정렬을 관찰하기 위해 딱 맞는 옷을 입는 걸 권장하는 것처럼 강사 또한 동작과 움직임 시범을 정확하게 보여 줄 수 있는 복장을 권장하며, 수업 전 항상 머리 정리 및 손질을 하고, 화장을 수정하는 등의 준비까지 모두 마친 다음에 레슨을 하러 들어가야 한다. 간혹 수업을 하러 들어가서 외모를 다듬기 위해 거울을 보거나 동작 시범 중에 하는 경우가 있어서는 안 되기 때문에 이러한 기본적인 매너에 대해 주의하기를 바란다.

▶ **휴식과 쉬는 시간** : 강사도 사람이니 적절한 휴식이 필요하고 피곤하고 힘들 수 있다. 하지만, 수업이 없어 센터 내에서 있고, 별도의 휴게 공간이 없는 경우라면 회원들과 마주칠 수도 있고 회원들이 보고 있을 수 있다는 점을 명심해야 한다. 특히 강사들끼리 사담을 나누고 있는 경우 회원들이 혹시라도 들었을 때 문제가 될 수 있는 내용은 절대 내부에서는 해선 안 되며 주의가 필요하고 언어적 예의를 지키는 것이 매우 중요하다. 특히 비속어 사용이나 거친 언사는 주의가 필요하고, 휴식을 취할 때도 방법과 태도가 중요하다. 정말 힘든 경우 차라리 관리자가 있다면 양해를 구하고 밖에 나가서 휴식을 취해야 하는데 간혹 수업 공간에 드러누워서 쉬고 있던 강사를 본 적도 있다. 이러한 모습은 결코 회원에게 좋게 보일 수 없다.

강사는 회원에게는 우상과 같다. 강사의 밝고 건강한 이미지와 에너지 넘치는 모습을 회원들이 보고 에너지를 얻기를 기대하며, 강사의 모습을 닮고 싶어서 열심히 수업에 참여할 수 있도록 해야 하기 때문에 긍정적인 모습만 보일 수 있도록 노력하는 것 또한 강사로서 갖춰야 하는 덕목이라고 할 수 있다.

▶ **호칭** : 회원님의 호칭 및 강사들 사이에도 민감한 문제가 될 수 있는 부분이기 때문에 호칭에 꼭 신경을 써야 한다. 특히 서로 지인이거나 선후배 사이 또는 사적인 관계가 있는 경우 호칭에 무뎌져 너무 편하게 부르는 경우가 있는데 이러한 경우에도 다른 사람들이 보았을 때 무례하다고 느낄 수 있기 때문에 주의가 필요하고 특히 회원님을 부를 때는 회원님 또는 OOO님으로 통일하는 것이 좋으며, 선생님끼리 항상 OOO 선생님 또는 OO 강사님이나 직급자인 경우 팀장님, 매니저님, 대표님이라고 부르는 것이 필요하다.

▶ **말 조심** : 회원님에게는 항상 말 조심을 하는 것이 필요한데 특히 외모적인 부분이나 지레 짐작해서 그냥 살이 찐 회원님인데 임산부는 조심해야 한다고 한다거나, 컴플렉스나 개인적으로 민감할 수 있는 모든 부분에 대해서는 조심하는 것이 필요하다. 이처럼 말한마디로 회원을 얻을 수도 있고 소중한 회원을 잃어 버릴 수도 있기 때문에 강사는 말도 조심해야 하고 행동 또한 조심해야만 한다.

▶ **시간 준수** : 수업들은 항상 시작 시간이 정해져 있는데 항상 딱 맞춰 들어오거나 늦게 들어와서 헐래벌떡 수업을 시작하는 강사들이 종종 있다. 이외에도 끝나는 시간을 준수해줘야 하는데 항상 먼저 끝내고 사라진다거나 급하게 마무리 한다면 문제가 있다는 점을 명심하기 바란다. 회원도 50분이라는 시간을 기준으로 비용을 지불하고 수업을 듣고 있고, 대표자도 50분이라는 시간에 대한 비용을 지불하는데 이는 50분에 수업이 빈틈없이 짜임새 있을 때 서로에게 최선을 다했다고 할 수 있는 부분이지 대충 때워도 된다는 뜻이 아니기 때문에 앞뒤 10분이 휴식 시간이 아닌 준비 시간이라는 점을 유념해야 한다. 왜냐하면 내가 늦게 끝내면 뒤에 수업을 다른 강사가 진행해야 할 경우 그 강사가 준비할 시간이 없게 돼서 피해를 끼치게 될 수도 있고, 환기나 정리를 할 시간이 부족해질 수도 있어 수업 환경이 나빠지게 될 수 있다.

이외에도 다른 강사는 더해주는데 "왜 이 강사분은 먼저 끝내냐"라는 컴플레인이 발생 할 수 있기 때문에 시작 시간과 마무리 시간을 준수하는 것을 명심하고 혹시라도 늦게 시작하거나 마무리가 늦어졌다면 항상 회원들과 다음 강사 분에게 사과를 하고 양해를 구하는 것이 필요하다. 특히, 더 많이 알려주려고 수업을 연장해서 하는 경우에 회원도 뒤에 스케줄이 있어서 가봐야 하는데 분위기상 눈치를 보느라 나가지 못하고 있을 수도 있기 때문에 먼저 양해를 구하고 "추가 수업에 대한 참여는 자율이며 먼저 가실 분은 가셔도 됩니다."라고 사전 고지와 안내를 한 후에 추가적인 수업을 진행하는 것이 좋다.

컴플레인이 발생하면 어떻게 대처해야 하나요?

강사 생활을 하다 보면 수많은 컴플레인을 받게 되고 이 과정에서 발전 할 수 있는 기회가 되기도 하고, 대처를 잘못해서 강사 생활에 지장이 발생하기도 하기 때문에 매우 중요한 부분이라고 할 수 있다. 컴플레인의 종류와 이유는 매우 다양하며 사소한 불만이나 강사의 태도, 습관에 관한 것 일 수도 있고 당장 고칠 수 있는 부분이면 고치면 되겠지만, 애매하거나 어려운 경우에도 어떻게 대처하냐에 따라 결과는 완전히 달라질 수 있다는 점을 기억하며 몇 가지 컴플레인의 예시들과 함께 어떻게 대처해야 할지에 대해 이야기 해보도록 하자.

먼저 수업에 관한 내용이 있을 수 있다. "너무 힘들어요, 너무 강도가 약해요" 라는 컴플레인 이라면 적절한 옵션 제시로 바로 수정이 가능한 부분이다. 그런데 말을 못 알아 듣겠다라고 한다면 내가 사용하는 용어에 대해 돌아볼 필요성이 있다. 이럴 때 앞서 제시한 녹음을 활용해 보기를 바란다. 이외에도 수업이 재미없거나, 진도가 너무 빠르거나 느리다 등에 대해서도 수업의 진행 적인 부분이기 때문에 적절한 템포 조절과 다양화를 통해 수정.보완 해주겠다고 얘기하며 반영하면 된다. 그런데 문제는 "손목이나 팔꿈치, 어깨가 아파요, 무릎이나 허리가 아파요" 등 과 같은 의견이 그룹 수업에서 발생하면 동작을 잠시 쉬게 하거나 끝나고 폼롤러를 활용한 근막 이완이나 증상을 개선하는 데 도움이 될 수 있는 운동 동작이나 스트레칭 등을 추가로 알려주는 것이 필요 할 것이다. 이 컴플레인은 물론 강사의 책임은 아니지만, 회원들을 직접적으로 만나고 대하는 것이 강사다 보니 일정 부분 감수해야 하며, 만약 센터에 시설적인 부분이라면 관리자에게 전달하겠다고 이야기하고 어떻게 해주겠다는 대답을 들으면 이 부분에 대해서도 회원에게 다시 고지해 주는것이 좋다.

이외에도 한 수업에서 상반된 컴플레인이 나올 수도 있다. 누구는 빠르다, 누구는 느리다, 누군 힘들고, 나한테는 너무 쉽다 이렇게 컴플레인이 서로 다른 입장을 호소할 때가 가장 난감하겠지만, 이 또한 적절하게 강사가 판단을 해주어야 할 부분이며 일방적이 아니라 회원들에게 명분과 이유를 설명해 주어야 한다. 회원들은 컴플레인을 하는 이유가 꼭 그 문제에 대한 답을 듣겠다는 것 보다 이러한 부분을 공감만 해주어도 해소되는 경우가 많기 때문에 항상 소통하기를 바란다.

텃새와 기 싸움이 심한 경우는 어떻게 대처해야 하나요?

초보 강사뿐만 아니라 사회생활을 하는 사람들이라면 한 번씩 가장 힘들게 여기는 부분이 텃새와 기 싸움이 심한 경우 이를 어떻게 대처해야 하는지 몰라 힘들어하는 경우가 많다. 특히 새로운 마음가짐으로 즐겁게 출근했더니 기존 센터의 회원들이 텃새를 부려 기 싸움이 벌어지는 경우가 있다. 게다가 간혹 몇몇 회원들은 새로운 강사를 거부하기도 하고 "어디 한번 잘 하나 보자" 라는 입장으로 대해서 상처를 받는 강사들 또한 있다. 물론 강사를 회원들이 평가하는 것은 당연할 수밖에 없지만, 강사에게도 적응 할 수 있는 시간이 필요하고, 회원에게 기죽을 필요도 없고 상처도 받지 않기를 바란다. 강사는 이러한 점까지 포용할 수 있어야 하며 회원보다 더 열심히 공부했고 전문가로서 회원을 이끌어 나아갈 수 있어야 하며 항상 자신감을 가지고 노력해서 극복해야 한다. 혼자 감당하기 어렵다면 관리자나 대표에게 도움을 요청하는 것 또한 하나의 방법이며 성인인데 이런 거 하나 못 견디냐고 할 수도 있겠지만, 못견디는게 아니라 좀 더 원활히 해결하기 위한 방법이라고 생각하면 된다. 또한 이외에도 강사분들이 텃새를 부리는 경우가 있다. 이 업의 특징이 공채를 하는 경우가 거의 없다 보니 지인이나 인맥으로 선생님들 구하는 경우가 있다. 센터 내에 파벌이 있는 경우 이러한 텃새와 기 싸움이 매우 심해서 선생님들끼리 싸움이 일어나는 경우도 간혹 있기 때문에 항상 겸손한 자세로 잘 융화될 수 있도록 서로가 노력하는 것이 필요하다.

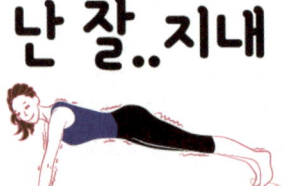

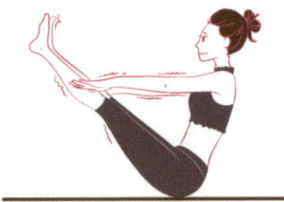

수업이 많아질수록 제 건강이 안 좋아 지는데 어떻게 관리해야 하나요?

강사로서 수업을 열심히 하는 것이 물론 중요하지만, 이 업의 한계점은 몸이 안 좋아서 필라테스를 시작해 건강해졌고, 이러한 점이 너무 좋아서 강사가 되었는데 막상 강사가 되어보니 수업이 많아 지고하면서 내 건강을 관리할 시간이 없어져서 어느새 건강을 잃어 버린 경우를 많이 볼 수 있다. 이러한 건강을 관리하기 위한 몇 가지 노하우에 대해 공유하고자 한다.

▶ **목 관리** : 강사로서 설명을 열심히 할수록 목 관리가 중요한데 여름과 같이 수업이 많아지는 시기에는 하루에 10시간 이상을 연속해서 수업을 하게 되는 경우도 있다. 목이 하루 하루 나빠지는 걸 느낄 수 있고, 아예 목 소리가 안 나오게 될 것 같다고 생각했던 적도 있다. 우리가 몸을 만들기 위해 트레이닝을 받는 것처럼 장시간 목을 사용하기 위해서도 훈련이 필요한데 가수들 처럼 발성에 관해 공부와 트레이닝이 필요하다. 필자 또한 이런 문제 때문에 초보 강사 시절 목이 찢어질거 같다는 생각과 목 캔디와 목에 뿌리는 약을 달고 살았는데 발성법에 대해 배우고 나니 이제는 10시간 수업을 해도 버틸 만 해졌다. 주변에는 성대 결절로 밥도 제대로 못 먹고 물 마시는 것조차 힘들어하는 사람들도 본 적이 있다. 이처럼 문제가 발생하기 전에 수업 중간 중간 의식적으로 물을 마시기를 권장하며, 텀블러를 항상 준비해서 들어가는 것이 좋다. 회원들에게 물 마실 시간을 주었다면 강사 또한 꼭 물을 이때 함께 섭취하기를 권장한다. 그리고 레슨 공간의 기온과 습도를 적절히 관리 해주기 위해 냉난방과 적절히 가습기를 설치하거나 챙겨 다니기를 권장한다.

▶ **발 관리** : 강사의 업무 특성상 하루 종일 서 있을 수밖에 없고, 이로 인해 발이 피로해지고 족저근막염으로 고생을 하는 수많은 강사들이 있다. 이러한 문제를 예방하기 위해 발에 좋은 신발을 평소에 신고 다니는 건 기본이며, 기구 수업 같은 경우에는 따로 실내화를 준비해 신고 하는 것이 한가지 방법이며 이외에도 밸런스 패드 같이 발에 피로를 줄여 줄 수 있는 걸 항상 옆에 세팅해 두고 위에 올라서서 설명을 하거나 수업이 끝나면 항상 스트레칭이나 근막 이완을 하길 권장한다.

▶ **몸의 균형 관리** : 강사의 업무 특성 중 시범을 보이게 되는데 한쪽만 계속 사용하게 되면 몸의 불균형이 일어나게 된다. 그렇기 때문에 번갈아 가면서 시범을 보이는 것을 의식적으로 해야 할 필요성이 있고, 그렇게 하지 못하였다면 수업이 끝난 후 따로 시간을 투자해서 반대쪽으로 균형을 맞추기 위한 운동을 해주어야 한다. 이처럼 강사는 보이지 않는 노력을 통해 건강을 유지해야 회원들 또한 건강하게 만들어 줄 수 있다.

▶ **자기관리** : 강사로서 자기관리를 위한 본인의 운동을 게을리 해서는 안 된다. 질 높은 강의를 진행하기 위해서는 기본적으로 강사의 운동수행력이 중요하며 경험이 필요하다. 그리고 강사 본인이 건강해야 좋은 컨디션으로 수업을 해주어 회원 또한 긍정적인 영향과 결과를 받을 수 있기 때문에 모범이 될 수 있도록 자기관리를 철저히 해주는 것 또한 필요하다.

스케줄 관리는 어떻게 하나요?

스케줄(Schedule) 관리 즉, 시간 관리는 강사에게 가장 중요한 부분이다.
강사가 스케줄을 어떻게 조절하는지에 따라서 시간을 효율적으로 사용할지 무의미하게 사용될지 결정되는데 특히 고객과의 약속을 철저하게 지켜야만 한다. 각자 다른 OT가 연속된 시간에 진행돼서는 안 된다. 만약 50분 안에 성공을 한다면 상관없겠지만, 시간이 더 걸리는 경우도 있기 때문에 OT 두 개를 연속으로 예약 잡아서는 안 된다. 만약 시간이 부족하다면 무리하게 강요하기보다는 OT2를 잡아주는 것이 현명한 방법이다. 또한 Peak Time에 OT를 잡는 것보단 여유로운 시간에 잡는 게 필요하다. 수업이 몰리는 7~11시 사이는 회원들도 많이 몰리기 때문에 OT에 공간적 시간적 제약이 많이 생기므로 가급적이면 여유로운 시간대에 잡는 것이 심리적, 환경적으로 더 효과적이다.

회원이 꽉 찬 경우: 특정 시간대에 수용할 수 있는 회원이 꽉 찬 경우 크게 두 가지 방법이 있다. 보통 수업 1회는 50분으로 구성된다. 10분은 강사의 수업 준비 및 휴식 시간으로 활용하는데, 이 10분간의 텀을 없애 수업을 늘리는 것이다. 고객의 만족도를 떨어뜨리지 않기 위해서는 수업 시작 15~20분 전에 미리 도착해서 준비운동을 할 수 있게 철저한 개인 운동 관리가 필요하다. 두 번째 방법은 주말 수업을 활용하는 것이다. 저녁 시간대의 고객은 주로 직장인으로 퇴근 후 19시 이후의 스케줄 주 2회 잡는 데 어려움이 있다면 평일 1회, 주말 1회 수업을 권하는 것도 효과적인 방법이다.

피크타임: 스튜디오의 주 고객은 20~30대 직장인 여성으로 이들은 퇴근 후 19시 이후 수업을 희망하며 이 피크타임에 고객이 몰리는 경향이 많다. 센터 입장에서는 강사가 모든 고객의 스케줄을 소화하는 것을 희망한다. 하지만, 피크타임에 무리해서 고객을 수용하는 것은 자칫 환불이나 컴플레인이 발생할 수 있다. 강사 자체적으로 한 타임당 최대 3명의 고객만 받는 것이 좋다. 주먹구구식이 아닌, 체계적인 시스템 속에서의 고객 관리가 재등록으로 이어지는 지름길이다.

필라테스 강사의 시간 약속 주의사항

내 시간이 소중하고, 내 돈이 귀한 것처럼 고객의 돈과 시간 또한 매우 중요하다. 필라테스 강사가 시간 약속을 어기는 경우가 의외로 많이 있다. 특히 전임들 보다 파트로 근무하시는 강사분들이 많고 또 동시에 여러 군데서 일을 하시는 강사분들은 이동시간이나 중간에 문제나 변수가 발생해서 지각을 하게 되는 경우도 있다. 또한 바디프로필 촬영 준비나 시합을 준비하게 되면서 컨디션이 나빠지는 건 개인적으로 이해를 할 수 있지만, 고객에 처지에서는 이해를 해줘야 하는 것이 아니라는 점을 인지해야 한다. 또한 피트니스 모델 시장이 커지면서 남/여 선수들이 방송 출현이나, 촬영 기회가 많아지면서 개인적인 협찬이나 촬영으로 수업 시간을 계속 변경하거나, 취소해서는 안 된다.

아무리 사소한 약속도 소중한 것처럼 고객과의 약속을 지키는 것은 필라테스 강사의 가장 기본 자질이며, 또한 중요한 것이 수업의 질을 높이기 위한 고민을 들 수 있는데 이러한 부분이 깨지게 된다면 필라테스 강사의 자질을 상실한 경우라고 볼 수 있다. 기본 자질이 부족한 필라테스 강사에게서 고객들에게 좋은 피드백, 좋은 결과는 절대 나올 수 없다.

 신뢰는 하루 아침에 쌓이는 것이 아니다. 큰일부터 하려고 하지 말고, 작은 일부터 하고 인정받아야 한다. 그래야 점차 내가 할 수 있는 영역이 늘어날 것이다.

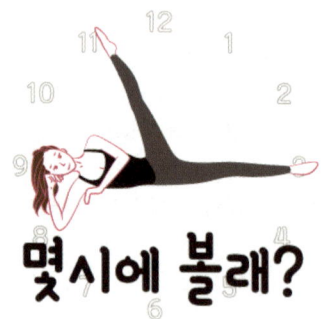

OT 취소 시 어떻게 하나요?

취소 되어버린 OT에 너무 크게 실망할 필요가 없다.
많은 회원님도 OT의 목적성을 대부분 알고 있어서 꺼리거나 일부러 기피하는 사람들도 상당하기 때문이다. 그렇다면 좀 더 구체적으로 OT가 취소되는 사유에 대해서 알아보면, 첫번째로 필라테스 강사와 시간이 맞지 않거나 정말 시간을 내기가 어려운 경우에는 편하게 다음 약속을 잡으면 된다. 이러한 경우는 가능하다면 필라테스 강사 자신이 선호하는 시간보다는 OT 회원님이 원하는 시간대에 최대한 맞춰주는 것이 좋다. OT 시간도 못 잡을 정도로 시간이 어려운 회원이 PT로 이어졌을 때도 스케줄링의 어려움을 겪을 확률이 높다.
예를 들어 주중에 정말 바쁘신 분이라면 주말에 약속을 잡는다든지 혹은 아침 일찍과 같이 회원의 요구하는 시간대에 맞춰서 노력하는 모습을 보여주는 것이 중요하다. 두 번째로 2회 이상 OT를 취소하시는 분들의 경우는 절대 성급한 약속을 잡아서는 안 된다. 조금 더 인내심을 갖고 충분한 기간을 두고 약속을 잡는 것이 필요하다. 오히려 그 회원님에 대한 정보를 꾸준히 수집할 기회라고 생각하면 되고 평소 그 회원님의 운동 형태나 운동 시간대를 꾸준히 체크해 두는 것이 다음 OT 때 성공률을 높이는 방법일 수 있다.
OT 성공이 어려운 걸 떠나서 약속 시간을 잡는 것조차 어려울 수 있기 때문에 우리는 스케줄링 하는 방법과 요령을 먼저 숙지하고 있는 것이 중요하다.

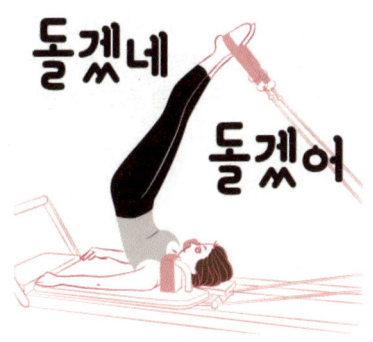

개인 레슨 취소 시 어떻게 해야 하나요?

개인 레슨의 취소에 대한 대처는 필라테스 강사에게 가장 빈번하게 일어나는 과제이기도 하다. 개인 레슨 수업의 취소가 있을 때마다 계약서상에 명시되어 있는 대로 수업을 차감하기도 어렵고, 또한 반대로 차감이 제대로 이루어지지 않았을 경우에는 개인과 센터 전체의 매출에 적지 않은 타격을 입히기도 한다.

반면에 개인 레슨 취소 문자나 전화가 올 때마다 정말 현명하게 대처하는 필라테스 강사들도 존재하는데 과연 어떠한 방법이 가장 효과적일 수 있을까?, 먼저 회원 개개인의 직업적 시간적 특성을 고려한 수업 스케줄링이 우선시 되어야 한다. 매년 초, 매월 초, 그리고 일주일 중에서도 월요일과 화요일의 같은 경우에는 다른 날보다 스케줄표가 더 빡빡하고 바쁠 경우가 많다. 평소 수업 취소율이 낮은 회원님들을 최대한 배치하여 수업이 펑크 날 확률 자체를 줄이는 것이 가장 기본이 되어야 한다. 혹은 개인 레슨 취소 시 요일 때별로 사유에 상관없이 차감되어야만 하는 이유를 회원에게 미리 공지하는 방법도 좋다.

두 번째는 운동의 연속성, 즉 운동이 꾸준히 이루어지지 않을 경우 비용을 투자한 만큼의 빠른 몸의 변화를 이루기가 어려움을 설명하는 것이 좋다. '미국 ACSM의 주장처럼 주 2회 이상 운동적 움직임을 가져가야 가장 건강하게 운동 목적을 이룰 수 있다'와 같이 과학적인 원리에 의한 설명은 그 회원의 운동에 대한 동기부여를 증가시켜주기 때문이다.

세 번째는 너무나 관대한 필라테스 강사가 될 필요가 없다는 점이다. 장기 회원의 경우 개인적인 친분으로 인하여 수업 직전 취소와 같은 상황에서도 차감을 감행하지 못하는 일명 '마음이 약한' 필라테스 강사들이 많다. 차감은 어쩌면 필라테스 강사 개인의 가치를 높이고 낮출 수 있는 부분이 될 수도 있고, 나 자신도 취소된 시간으로 인하여 날 찾는 다른 회원님들을 받지 못한다는 생각을 가져야 한다. 차감하면서 전체 PT 프로그램 종료 후에 만약 재등록을 한다면 추가 수업을 진행하는 방법도 장기적으로 봤을 때 좋을 수 있다.

인바디 설명을 어떻게 해야 잘 할 수 있을까요?

인바디 검사는 모델마다 표기되는 항목과 수치의 차이가 있다. 인바디 검사 결과를 고객에게 설명하기 위해서는 가장 먼저 근무지에 비치된 모델의 기능을 숙지하고 있어야 한다. 인바디 설명의 핵심은 단순히 고객의 현재 체성분 상태를 분석하고 설명하는 것이 아니다. 인바디 검사 또한 평가의 일환으로 분명한 목적성을 띄어야 한다. 체성분 분석을 통하여 운동 목적에 따른 FITT(빈도, 강도, 종류, 시간)를 설정할 수 있고, 이를 고객에게 설명할 수 있어야 한다.

예를 들어, 적정 체중이나 근육량이 부족하여 체지방률이 높은 마른 비만형 여성에게 인바디 검사 결과를 설명한다고 가정해 보자. 단순히 근육량이 부족해서 근력 운동을 해야 한다는 설명은 고객에게 큰 의미가 없을 수 있다. 건강 검진을 받을 때 기본적인 검사 항목으로 인바디 검사가 포함되어 있기 때문에 현재 상태는 쉽게 인지하고 있다. 따라서 성장기, 생활습관, 식습관 등을 분석하여 왜 근육량이 부족한지, 근육량을 올리기 위해서 프로그램을 어떻게 구성할 것인지 설명하는 게 인바디 설명을 잘하는 것이다.

인바디는 원래 회사의 이름이고 '체성분분석기'가 정식 명칭으로 실제로는 '체성분 검사 및 분석'이라고 하는 것이 보다 더 올바른 표현이다. 인체에 미세한 교류전류를 흘려보냈을 때 발생하는 인체의 저항(임피던스)을 분석하여 체수분, 제지방, 체지방, 무기질 4가지로 구분하여 산출해내 4분법으로 분석한다. 수분은 전기가 잘 통과하는 전도체로서, 수분을 포함하고 있지 않은 지방은 전류가 통과하지 못하고, 수분을 많이 포함하고 있는 근육은 전류가 잘 통과하는 것을 이용한 장비이다.

인바디와 같이 임피던스에 의해 체수분의 부피를 구하는 방식은 신장의 제곱을 저항으로 나눈 값으로 구하기 때문에 신장의 정확한 입력이 중요하며, 성별과 연령에 따라 평가가 달라지므로 정확한 평가를 위해 중요한 요소이다. 인바디 검사의 설명은 먼저 체성분 균형에 따른 8가지 유형으로 구분 지어 표준체중 강인형, 비만형, 허약형인지 저체중 허약형, 강인형인지 과체중 허약형, 강인형, 비만형인지 I, C, D 등의 체중과 근육량과 체지방량의 그래프를 만들어 설명한다.

필라테스 강사가 알아야 할 모든 것

추가적으로 비만 진단에 의한 체지방률의 성별에 따른 수치와 복부지방 및 내장지방을 설명하고, 신체균형에서 상체와 하체의 균형적인 발달 정도를 설명한다. '부종 지수'는 현재 판매되고 있는 제품에서는 '세포외 수분비'로 통일되어 있다. 설명까지 곁들여 설명하고, 최종적으로는 종합하여 얼마만큼의 체중조절이 필요한지 체중관리에 대한 설명을 하면 좋다. 이러한 인바디는 결과가 자꾸 바뀌는 경우가 있는데 그 주된 이유는 일반적으로 초기 측정에 문제가 있을 경우가 많다.

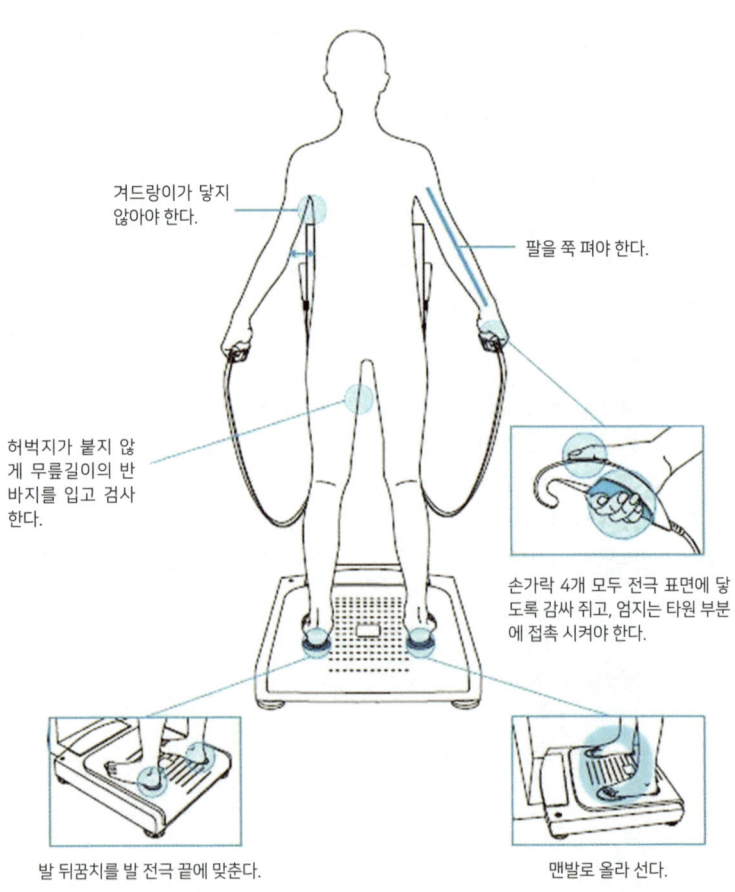

정확한 데이터를 걸러내는 법

1) 겨드랑이가 붙지 않도록 팔을 벌리고 측정
저항은 길이와 단면적의 영향을 받기 때문에 모양이 반듯한 원기둥에 전류가 흐를 때와 모양이 구부러진 원기둥에 전류가 흐를 때에 그 저항 값은 달라진다.

2) 반드시 팔을 곧게 펴고 측정
팔을 구부리거나 허벅지가 서로 닿으면 전류가 지나는 도체의 길이가 줄어들어 부위별 임피던스는 감소하게 되며, 이로 인해 체지방률은 감소하게 된다.

3) 운동 전에 측정
운동을 하게 되면 혈류량의 증가를 보이고 이는 BIA 기술에 오차를 가져오게 되고, 일반적으로 온도가 상승하고 혈류량이 증가하면 근육 저항성은 낮아진다.

4) 샤워 또는 목욕 전에 측정
샤워나 목욕을 하면 체온항상성을 유지하기 위한 생리학적 기전에 의해 혈액의 이동이 나타나며 이로 인한 체지방률의 변화된다.

5) 체온변화가 나타나지 않게 상온에서 측정
인체는 덥거나 추운 환경에 노출되면 체온과 피부온도, 그리고 혈류량에 변화가 나타난다. 따라서 정확한 측정을 위해서는 상온 (25~30도)에서 측정 된다.

6) 공복 상태로 측정
음식물 섭취는 체중을 증가시키므로 원리상 체지방률을 높이는 것으로 알려져 있으나 실제로는 오히려 체지방률을 감소시킬 수 있다.

7) 화장실을 다녀온 후 측정
내장기관에 있는 대소변은 임피던스에 영향을 미치지 않고, 전기 흐름의 경로가 되지 못하기 때문에 모두 체지방으로 간주하게 된다.

8) 월경기간을 피해서 측정
여성호르몬의 영향으로 체중 및 체성분에 일시적인 변화가 나타나며. 월경기에는 체수분을 포함한 제지방량이 증가하여 체지방률이 낮아진다.

이처럼 인바디에 대해 정확히 이해하고 있어야만 정보를 제대로 해석하고 설명을 해줄 수 있다. 그렇기 때문에 필라테스 강사라면 첫 번째 무기인 인바디에 관한 공부 또한 필요하며 지금부터 더 자세하게 알아보도록 하면, 인바디는 임피던스를 말한다. 인체에 전기를 흘렸을 때 전기가 얼마나 통과하는지 그 인체 저항을 측정하여 구하는데 전도체는 수분이므로 체수분을 측정하는 장비이다. 즉, 수분이 많으면 전기가 잘 통과하게 되고 임피던스는 낮게 되고, 수분이 적으면 전기가 잘 통과하지 못하여 임피던스는 높게 나온다.

즉. 임피던스와 체수분은 반비례 관계이다. 그리고 정량적 분석은 부피 산출 공식에 더해진다. 정확한 신장 입력이 체성분을 정확히 측정할 수 있다. 그래서 계속 성장이 일어나는 소아를 대상으로 하는 소아 전용 인바디의 경우 신장계 일체형으로 되어 있다. 그리고 앞서 살펴본 8가지 측정 변수 외에도 옷을 껴입으면 지방으로 측정되고 물을 많이 마시게 되어도, 흡수 이전까지는 지방으로 측정되게 된다. 그렇기 때문에 공복 상태의 측정이 정확한 값을 낼 수 있다. 측정이 이상한 경우는 무엇인지, 임피던스의 이상이 있는 경우의 판별법을 공부해야 한다.

예를 들어 몸통의 저항 값이 낮은 이유는 수분량의 50%를 몸통에 분포하기 때문이며, 몸통 임피던스가 20~30옴이고 몸통 수분량이 20~30L인 사람에게서 1옴은 1L의 수분을 반영한다. 즉, 1옴이 잘못 측정되면 1L나 차이가 난다. 주파수가 높아질수록 세포 안까지 들어가기 때문에 저항이 낮아지며 더 많은 수분을 만나기 때문에 주파수의 수는 장비 사양 결정의 중요 요소이며, 고주파수와 저 주파수의 특징을 비교할 수 있어야 한다. 저주파수는 주로 세포외 수분을 반영하고 고주파수는 세포내 수분까지 반영해서 총 체수분을 반영한다. 그리고 질환이 있는 경우는 염증이나 부종 증상이 있어서 세포외수분비가 높아진다. 그래서 세포내수분과 외수분을 따로 구분할 수 있는 고사양 장비로 세포외수분비의 변화를 모니터링할 수 있다.

판별 방법

고주파수로 갈수록 임피던스가 낮아져야 한다. 고주파수인데 임피던스가 높아져서는 안 되며 높은 주파수간 값이 같을 수 있고, 마른 사람의 경우 팔 임피던스가 높게 나오며, 과체중의 근육이 많은 경우는 임피던스가 매우 낮게 나온다. 특히 질환자인 투석환자(신장)의 경우 근육형과 비슷할 수 있지만, 근육형과 다르게 세포외수분이 높기 때문에 임피던스 패턴은 다르게 나타날 수 있다. 일반적으로 좌/우 임피던스의 차이가 30옴을 넘지 않도록 해야 하며, 이외에 골절 염좌의 경우 임피던스의 특징이 다를 수 있기 때문에 재측정 또는 히스토리 체킹이 필요하다. 팔의 좌/우 임피던스가 다른 투석환자의 경우 왼팔로 수분을 빼내기 때문에 양쪽 차이가 심하면 50가량이 나기도 하고, 좌/우 차이가 심한 경우 심부정맥혈전증 환자 등은 다리가 붓는 현상이 있으며, 좌/우 임피던스의 전환이 나타날 수도 있다.

고주파수와 저주파수 사이를 비교하며, 다리 임피던스와 팔 임피던스가 높은 경우는 다리 마비 환자의 경우이며, 정상인의 패턴에서 그리 나오면 데이터 오류일 수 있다. 또한 절단 환자의 경우 짧아진 길이로 인해 임피던스가 매우 낮게 나올 수 있다.

요약하자면 각 부위별로 주파수가 증가함에 따라 임피던스가 감소하는 지 체크해야하며, 각 부위별 임피던스가 지나치게 높거나 낮진 않은지 체크하고, 팔 다리 좌우 임피던스 차이가 30옴 이하인지 체크한다.

Tip

피부가 건조하거나, 각질이 많은 경우 전해질 티슈(electrolyte tissue)나, 물티슈로 적셔서 측정하면 좀 더 정확한 측정 데이터를 얻을 수 있으며, 기온이 급격히 낮아지는 날에는 건조해지기 때문에 측정 하기 힘들 수 있으므로 환경적 요소도 고려해서 실시해야 한다. (혈관 수축 등)

인바디 검사 해설의 실제 (결과지 해석)

고객에게 알고 싶은 정보를 요약해서 알려줘야 하며, 체성분간의 균형이 맞는지 판별하고, 기초대사량과 연결 지어 운동 방향을 설정 해 주어야 한다. 또한 근육 밸런스를 확인 하고, 지방의 비율 및 구성을 확인 하고, 세포 외수분 비율을 체크해야 한다. 지방세포는 수분이 별로 없는 조직인 대신에 지방이 많고 근육이 적은 체형의 경우 세포외수분비가 증가한다. 결과지를 해석할 때는 일반적으로 [근육 - 지방 - 수분 - 운동 처방]의 순서로 접근하고 수분에 특이 사항이 있을 경우에는 수분부터 접근하는 것이 필요하며 I, C, D = 형태적 판단을 할 수 있다. 결국 기초대사량과 활동대사량에 대한 설득이 레슨 주요 요소이며 표준체중 지방형은 자신의 상태 자각을 하지 못하는 경우가 많다. 소아의 경우도 마찬가지로 과체중의 경우 상대 평가 기준으로 잡아야 한다.

참고사항: (기초대사량의 활용 - 권장 열량과 연결 시키자.)
정상 - 기초대사량 X 약한 활동계수 1.3 VS 비만 - 기초대사량만
저근육형 비만 - 기초 대사량 X 약한 활동 계수 1.3

기초대사 권장 열량

지방 1kg 연소 시 소비되는 칼로리 = 7200 ~ 7700kcal 이며 이를 다이어트 기간으로 나누어 감량 계획 잡기 = 식이 X 운동 일일 소비량 맞추기가 필요하며 식단과 영양 내용은 조리법과 열량을 참고하여 설명해주는 것이 필요 하다.

균형 평가 기준을 숙지하자.
- 좌우 팔근육 차이가 6% 이상은 불균형 이다.
- 좌우 다리 근육 차이가 3% 이상은 하체 불균형 이다.
- 상하 근육의 차이가 한칸 이상 차이가 나면 불균형 이다.

하체 근육량은 당뇨병 환자의 영양 상태 모니터링에 있어 중요한 지표가 될 수 있다. 특히 2형 당뇨병 환자의 경우 비만을 동반하는 경우가 많아서 체중 조절이 권고되는데 이때, 체지방률을 통한 실제적 비만 감소를 봐야 한다. 질환자의 경우 다리 부종이 많이 관찰 된다. 또한 세포 외수분과 내수분을 따로 모니터링 해야 하며 간질액과 세포 내액의 증가를 판별 과 질적 판별이 필요하다. 세포 외수분 비율은 염증과 관계가 있고, 저알부민 혈전은 부종을 의미하며, 나이가 들수록 부종 수치는 높아 지고, CRP 염증성 단백질 - 부종지수는 높아진다. 체성분 분석은 보통 마지막에 요약 해주는것이 필요하다. 수분 부족의 경우 근육 세포 자체가 늘어나야 하기 때문에 운동 병행을 통해 수분량을 늘려야 하고, 근육량이 표준 이상이면서 수분 부족의 위험이 덜한 편이지만, 근육량이 표준 이하이면 문제가 심화될 수 있기에 주의가 필요하다.

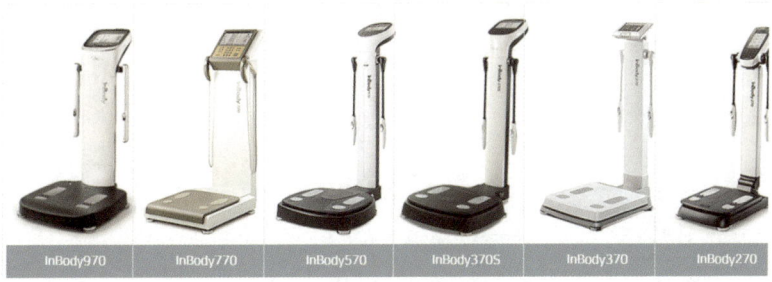

또한 당뇨의 경우 세포외 수분비가 높은 경우가 빈번히 나타나기 때문에 인바디를 통해 지속적인 모니터링이 필요하며 수분 비율 관리를 해주어야 한다. 그리고 근육 운동을 통한 세포내 공간 확장과 적절한 수분 섭취가 필요하고, 림프 부종의 경우 해당 부위의 체수분이나 세포외수분비가 높게 나타나기도 한다.

QnA

1. 몸통 지방이 많은데 WHR이 낮다면? 하체 근육은 엉덩이 부분으로 포함시킨 경우로 하지가 큰 경우 WHR이 낮게 나올수 있다.
2. 체지방률이 매우 높은 고도비만인데 부위별 근육량이 높다면? 근사이 지방이 있을 수 있다.
3. 속근과 지근을 따로 측정 가능한가? 인바디는 수분의 전도성을 이용해서 체성분을 산출하는 장비이기 때문에 해부학적 차이는 구별하지 못하여 아직까지는 불가능하다.
4. 부위별 근육량 총합과 근육량이 다른 이유는 무엇일까? 머리 부분은 뺐기 때문이다.
5. 근육은 그대로인데 골격근이 증가 하였다면? 내장근이 감소하였거나 그렇지 않고, 부종지수에 따라 실 근육량을 구분은 가능하다. 골격근 반영된게 실제와 비슷하다.
6. 체지방률 차이가 없는데 VFA값이 10cm이상 높아진 이유는? 내장지방과 피하지방간 이동은 산출이 어렵다.
7. '인바디의 점수는 피트니스 보다 헬스에 초점을 맞춘 점수이기 때문에 근육이 많아도 점수가 100점이 안된다.

위 글은 인바디 본사와 협의하에 휘트니스 현장에서 활용할 수 있도록 정확한 정보를 전달하는 것을 목적으로 작성되었다. 더 궁금한 것이 있다면 인바디 제조사에 문의를 해보도록 하시기 바란다.

유산소 운동과 무산소 운동 중 어떤 것부터 해야 하나요?

위의 질문에 대해 알아보기 위해선 먼저 유산소 운동과 무산소 운동에 대해 알아야 한다. 보통 달리기나 자전거 타기 등의 운동을 유산소 운동, 웨이트 트레이닝 등의 근력을 사용하는 운동을 유산소 운동과 무산소 운동으로 나누지만, 정확한 분류는 아니다. 사람에 따라, 운동 능력에 따라 같은 운동도 유산소 운동이 될 수도 무산소 운동이 될 수도 있다. 더 엄밀하게 이야기하면 완벽하게 유산소 운동과 무산소 운동을 나누기는 불가능하며 동시에 일어나지만, 그 비율에 차이가 있을 뿐이다. 우리 몸은 운동의 강도와 시간에 따라서 다른 방식으로 에너지를 만든다. 유산소 운동은 호흡을 통해 얻은 산소를 이용해 탄수화물과 지방을 에너지원으로 하여 에너지를 만드는 운동을 이야기한다. 보통 장시간 낮은 강도의 운동들이 이에 속한다. 무산소 운동은 반대로 산소를 이용하지 않고 체내의 ATP-PC 시스템과 해당 과정을 통하여 에너지를 만들어내는 운동을 이야기한다. 보통 단시간 큰 힘을 내는 운동들이 이에 속한다. 즉, 에너지를 만들어내는 과정에 따라서 유,무산소운동을 구분하게 되는 것이다. 우리가 하는 대부분의 운동에서 완벽하게 유산소 운동과 무산소 운동을 나눌 수는 없지만, 유산소성 에너지의 비중이 높은 운동을 일반적으로 유산소 운동, 무산소성 에너지의 비중이 높은 운동을 무산소 운동이라고 나눈다. 다시 질문으로 돌아가서 일반적인 경우 유산소 운동과 무산소 운동의 순서에 따른 운동 효과의 차이는 미비한 편이다. 먼저 자신의 운동 목적에 대해서 생각해볼 필요가 있다. 근육을 증가시키고, 몸의 라인을 잡는 것이 목적이라면 근력운동의 비중을 높이고, 심폐 능력 증가, 체지방 연소, 기초 체력의 증가가 목적이라면 유산소운동의 비중을 높이는 것이 좋다. 순서가 아니라 목적에 맞는 비율적 조절이 더 효과적인 운동 방법이라는 것이다. 보통 유산소운동을 등한시 하는 경우가 많은데 근력 운동 전 웜업이나 정리운동으로 저강도의 유산소 운동을 하는 것이 본 운동의 효과와 회복에 도움을 주며, 운동을 처음 시작하는 사람들의 경우에는 유산소 운동을 통해 몸의 기초를 다지는 것도 추천한다. 이러한 부분을 이해하고 좋은 프로그램을 만들기 위해 운동지도자는 운동생리학과 트레이닝 방법론을 공부해야 한다.

유산소 운동 강도 설정하기 위한 방법들은 무엇이 있나요?

1) 운동 자각도 (RPE: Rating of Perceived Exertion)을 이용한 방법

운동의 강도는 개인마다 느끼는 정도가 다르므로 주관적인 운동강도를 나타내는 운동 자각도를 이용하여 적절한 강도를 설정할 수 있다. 운동 자각도 12~14 (약간 힘들다)의 강도로 운동을 지속한다.

저강도			중강도			고강도			
6	7	8	9	10	11	12	13	14	15	16	17	18	19	20
최대로 편하다		매우 편하다		편하다		약간 힘들다		힘들다		매우 힘들다		최대로 힘들다	

RPE지수	수준	호흡	심박수 정도	운동 타입
6		의식하지 못함	50-60%	준비운동
7-8	전혀 힘들지 않다	아주 가벼움		
9-10	힘들지 않다			
10-12	보통이다	숨이 깊어지나 여전히 편안하게 대화를 할 수 있는 정도	60-70%	가벼운 근력 회복 운동
13-14	약간 힘들다	대화를 이어 가기엔 숨쉬기가 다소 힘들어짐	70-80%	유산소 운동
15-16	힘들다	숨쉬기가 힘들어지기 시작함	80-90%	무산소 운동
17-18	매우 힘들다	숨이 거칠어지고 불편, 이야기하기 어려움		최대 산소 섭취가 필요한 운동
19-20	아주 많이 힘들다	극도로 힘들고 최대치의 노력이 필요함		

2) 심박 수를 이용한 방법

산모의 나이와 임신 전 체력 수준에 따라 운동 시 심박 수를 체크하여 운동의 강도를 조절할 수 있다.

· 나이가 많을수록, 체력 수준이 낮을수록 약한 강도로 ▶ 분당 100~120회 정도
· 나이가 젊을수록, 체력 수준이 좋을수록 적정 강도로 ▶ 분당 140~160회 정도

심박 수 측정 방법

요골동맥 (손목 부위) 또는 경동맥 (목 부위)에 두 개의 손가락을 올려놓고 가볍게 눌러준다. 운동 후 즉시 10초 또는 15초간 맥박을 측정한 후 10초를 측정했을 경우는 곱하기 6, 15초를 측정했을 경우는 곱하기 4를 하여 1분간의 심박 수를 계산한다. [예] 10초간 맥박 20회 X 6 = 분당 심박 수 120회]

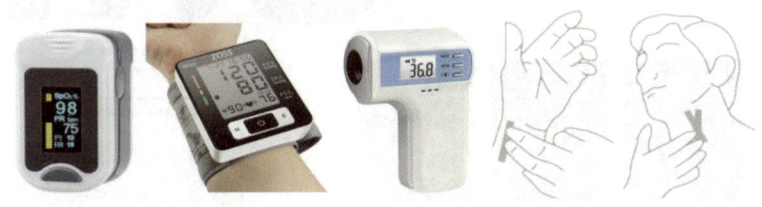

3) 대화 검사 (Talk Test)를 이용한 방법

운동 중 대화를 지속할 수 없다면 운동 강도를 낮추어야 하고, 운동하면서 동시에 대화를 유지할 수 있는 정도의 강도로 하며 개인의 체력 수준에 따라 차이가 있을 수 있다.

효과적으로 운동량을 기록하고 체크할 방법이 무엇인가요?

심박수, 심장 박동수 실시간 체크 운동 강도 설정을 위해서 폴라(Polar)를 활용하는 것이 유용하며 이외에도 다양한 웨어러블 디바이스가 시중에 나와 있다. 이러한 디바이스를 활용하면 실시간 Kcal 소모량과 심박수와 운동량이 다 체크되며 동시에 여러 명도 체크해서 과학적 트레이닝을 적용하는 데 도움이 된다. 특히 필라테스의 경우 다이어트가 잘 안된다는 인식이 있는데 실제 칼로리를 측정해 보고 부족한 칼로리 소모량을 체크해서 운동 프로그램에 반영한다면 해결할 수 있는 문제이다.

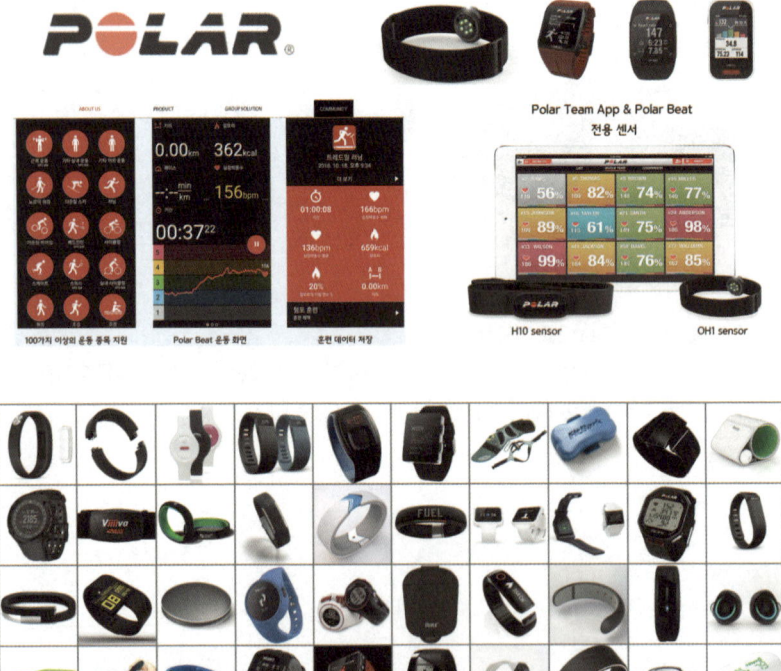

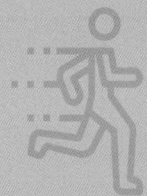
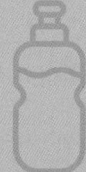
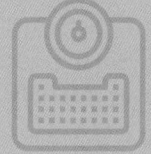

5장

필라테스의 운동 효과

(운동법 관련 질문)

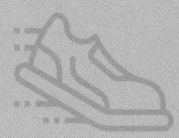

5장. 필라테스의 운동 효과

필라테스도 웨이트처럼 근육이 쉬는 시간을 주어야 하나요?

일단 앞서 말하고 싶은 것은, 필라테스 또한 웨이트 트레이닝과 다르지 않게 근육을 움직이는 근력운동이라는 것이다. 물론 그 방식과 수행이 전혀 다른 운동이지만, 근육을 수축하여 몸을 움직이는 개념은 사실상 멘탈 스포츠를 제외한 모든 운동들이 동일하다. 그리고 모든 근력 운동은 '피로'라는 것을 유발하는데, 이는 크게 두 가지로 나뉜다. 일시적 피로와 흔히 근육통으로 불리는 지연성 근통증(DOMS)이다. 이 두 가지의 '피로' 때문에 필라테스 또한 휴식이 필요하다는 게 필자의 의견이다.

먼저, 일시적 피로는 운동 수행 중에 일어나는 '피로' 로써 순간적으로 근력을 더 발휘하는 것이 불가능한 상황을 일컫는다. 예를 들면, 여러분들이 티져 동작을 1시간 내내 할 수 없는 것은 '일시적 피로' 때문이다. 근육은 움직이면서 산소, 에너지와 이온을 사용하는데, 이 세 가지 중 한 가지만, 고갈되어도 운동을 지속할 수 없으며, 그 외에도 근육 내에 부산물이 축적된다던지, 신경전달 물질이 고갈된다던지 하는 이유로 운동 동작을 무한대로 지속적으로 수행 할 수 없게 된다.

하지만, 이런 일시적 피로는 대게 5분 이내의 휴식으로도 80% 이상 회복됨으로써, 우리가 운동 수행을 지속할 수 있도록 해준다. 예를 들면 1시간을 연속적으로 티져 동작을 수행하는 것은 불가능하지만, 중간중간 휴식을 취해가며 하는 것은 가능하다(가장 권장하는 휴식 시간은 세트당 30초~1분 사이이다).

이러한 고갈에 의한 '일시적 피로'와 회복은 아무래도 고강도의 운동에서 주로 일어나게 되기 때문에, 웨이트 트레이닝에서는 세트 간 휴식을 취하는 것이다. 필라테스도 마찬가지로 무산소성 운동으로 우리 근육들의 힘을 사용하여, 동작을 수행해야 하는 운동이기 때문에 세트 사이에 휴식 시간은 필수로 가져가야 한다. 또한 두 번째 근육통의 개념으로 지연성 근 통증이란 (DOMS) 말 그대로 근육 구조의 손상 때문에 일어난다. 근력과 근육의 발달 원리는 운동을 통한 근육 섬유의 손상 후 그것이 회복되는 과정에서의 발달이다.

그 과정에서 생기는 통증을 '지연성 근통증' 이라하며, 통상 48시간 정도 지속된다. 이렇게 근육에 통증이 있는 48시간은 근육이 회복하며 발달하는 시간이기 때문에, 충분한 휴식과 영양 섭취가 기본이고 근육통이 있는 부위의 운동은 절대 금물이다.

이처럼 두 가지의 근육통에 따른 '휴식'은 고효율적인 운동 프로그램에 빠져서는 안 되는 개념이며, 필라테스에도 똑같이 적용된다. 여러 동작들이 하나의 시퀀스를 이루며 진행되는 필라테스 고유의 특징에다가 휴식에 대한 개념을 인지하고 포함시키면, 더 효율적인 필라테스 시퀀스를 만드는 것이 가능할 것이다. 이러한 통증을 관리 할 수 있는 방법에 관해 수기 요법이 궁금하다면 "심부조직 마사지", "질환별 힐링 마사지" 나 "연부조직과 통증유발점 이완법" 책을 참고하기를 바란다.

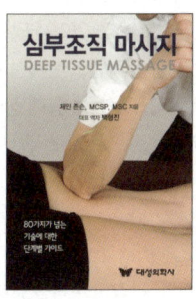 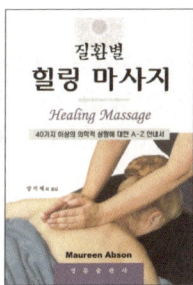 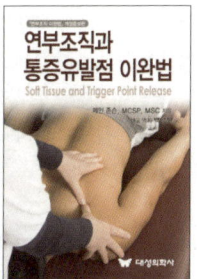

필라테스는 인체에 어떤 변화를 가져올까요?

필라테스는 여러 가지 운동 목적에 대하여 인체에 변화를 가져올 수 있는 운동으로 볼 수 있다. 구체적으로 통증 개선, 체형교정, 다이어트, 근육증가 등의 목적에 대해 충분한 변화를 일으킬 수 있고 하나씩 이야기 해보도록 하자.

첫 번째, 필라테스는 체형교정과 통증 개선에 도움이 될 수 있다.
보통 필라테스를 찾으시는 분들을 보게 되면 어깨나 허리에 근골격계 질환을 가지고 계시는 분들이 많다. 앉아서 모니터를 바라 보는 일을 하는 사람들이 많아짐에 따라 굽은 등, 거북목, 라운드 숄더와 같은 정상 정렬에서 벗어나 있는 체형들이 늘어나고 있다. 필라테스 운동은 이러한 불균형한 몸과 평소 자세를 바르게 할 수 있는 최적화 된 운동이라 할 수 있고, 겉 근육이 아닌 속 근육 부터 짚어나가기 때문에 체형이 틀어진 근본적인 원인을 해결하는 데 있어서 많은 도움이 될 것이다. 틀어진 체형이 바른 자세로 변함에 따라 가지고 있는 통증은 자연스레 개선이 되는 경우가 아주 많다. 골반이 전방으로 많이 기울어져 있는 사람이 필라테스 운동을 통해 정상으로 돌아옴에 따라서 하부 복직근에 힘이 생기고 요추들 사이의 간격이 정상으로 확보되면서 통증이 완화되는 것을 예로 들 수 있다.

두 번째, 필라테스는 근육을 증가시킬 수 있다.
필라테스는 반복된 동작을 통해 근육을 강화할 수 있는 운동이다. 각각의 동작을 통해 신경의 발달 또한 이루어 내고 이는 신체의 정렬과 정확한 움직임을 만들어 내는 요소가 된다. 근육은 수축과 이완의 반복 속에서 근섬유에 상처를 주게 되고 근육은 새로이 치료가 되는 과정을 거치게 된다. 근섬유가 손상되면 위성세포라 불리우는 근육재생 세포가 열심히 치료를 하게 되는데 이 때 우리가 흔히 많이 먹는 단백질이 위성세포를 도와 더 큰 근육을 만들 수 있게 도와주게 된다. 이처럼 새로운 근육을 생성하는 데 있어서 점진성의 원리와 과부하의 원리가 반드시 필요하다. 즉, 너무 낮거나 혹은 같은 강도로만 반복을 하게 되면 근 성장을 이룰 수 없다는 것이다.

필라테스의 여러 동작들을 수행하기 위해 처음부터 근육이 주 역할을 하는 것이 아니라 우선적으로 신경이 발달되어야 한다. 뇌가 움직임 명령을 내려주어야 근육은 비로소 동작을 수행할 수 있기 때문이다. 우리 몸은 근육을 만들기 위해서는 최소 기간을 12주 정도로 본다. 물론 운동 초기에도 근력은 조금씩 증가하게 되지만, 12주 정도의 트레이닝이 되지 않는다면 근육은 만들다가 사라지게 되는 것이다. 그러므로 필라테스를 통해 근육을 만들고 싶으면 꾸준한 수련과 함께 동작의 정확성을 만들어 내게 된다면 자연스럽게 근육은 발달하게 될 것이다. 또한 필라테스의 유래에서 알 수 있듯이 중심을 잡고 자연스러운 흐름에 따라 동작의 정확성을 추구하기 위해서는 몸의 협응력을 요구하게 되는데 이는 근육이 각각의 역할을 제대로 수행했을 때만 가능한 것이다. 필라테스의 근육은 보디빌딩과는 다르게 근비대를 만들어내지 않는다.

그 이유는 외부의 저항 즉 과부하를 계속적으로 만들어 내기보다는 자신의 근력을 사용해 정확한 동작의 수행과 버티는 등척성 동작들이 많이 들어가기 때문이다. 다만 필라테스 운동은 매트에서 운동뿐만 아니라 케딜락이나 리포머, 체어와 같은 대기구에서도 운동이 가능하고, 운동강도를 스프링의 숫자, 몸의 각도, 소도구 등을 이용하여 자유자재로 만들어 낼 수 있다. 틀어진 체형이 바로 잡혔다면 역시나 그 체형을 유지하기 위한 새로운 근육생성이 필요할 것이다. 다만 보디빌더와 같이 표준이상의 근육량을 만들어 내는데 있어서는 분명히 한계점이 존재하기 때문에 먼저 근육량 증가에 대한 계획과 기간을 정해 철저하게 수립하는 것이 좋다. 마지막으로, 필라테스는 다이어트에 도움이 된다.

무조건 많이 움직임을 가져간다고 해서 살이 빠지는 것이 아니다. 겨드랑이와 사타구니 사이에 많이 분포해 있는 림프들이 적절하게 잘 순환이 되어야 훨씬 더 원하는 목표치에 빨리 도달할 수 있는 것이다. 여러 가지 스트레칭 운동을 통해 몸을 유연하게 만드는 것이 다이어트에 도움이 될 수 있다는 것이다. 그리고 필라테스 운동이 가만히 앉아서, 누워서만 하는 정적인 운동으로만 생각해서는 절대 안 된다. 서서 혹은 뛰면서 코어를 인지하며 하는 운동 방법도 생각보다 굉장히 많은 체력과 에너지가 소모가 되며, 철저한 식단관리와 함께 이루어진다면 반드시 효과적인 다이어트를 진행할 수 있다.

필라테스로 다이어트가 가능 한가요?

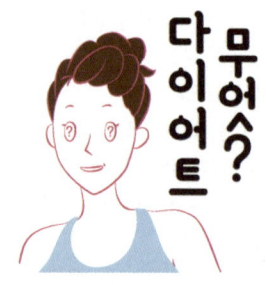

일반적으로 필라테스는 다이어트 효과가 적다고 알려져 있다. 왜 이렇게 알려지게 되었을까? 그러기 위해서는 먼저 유산소와 무산소 운동의 개념을 먼저 생각해야 된다. 유산소 운동이란, 산소와 결합되어야만 에너지를 생성해 낼 수 있는 저 강도와 장시간의 운동을 말하며, 무산소 운동은 운동에 필요한 에너지를 무산소 호흡으로 얻는 고강도 단시간 운동이다.

유산소 운동, 무산소 운동을 흔히 유산소 운동은 달리기, 무산소 운동은 웨이트 트레이닝을 생각하지만, 이는 운동의 특성에 따라 달라질 수 있다.

예를 들어 달리기 운동을 즐기는 A 씨는 처음에는 가볍게 저 강도로 달리기를 오래 지속하는 구간은 유산소운동이 적용되지만, 결승점에서 짧은 구간을 전속력으로 달리는 구간은 무산소 운동으로 적용될 수 있다. 개인의 체력에 따라 얼마나 높은 강도를 설정해 주느냐에 따라 유산소, 무산소 운동이 결정된다. 따라서 필라테스도 개인의 체력에 맞춰 프로그램을 설정 시 유산소, 무산소 운동의 효과를 얻을 수 있으며, 다이어트 고객이 원하는 목적을 충족 시키기 위한 중간 강도의 다양한 유산소, 무산소 운동, 전신 지구력 향상을 시켜 줄 수 있는 필라테스 프로그램을 구상해야 된다. 그럼 필라테스에서 어떠한 방법이 가장 효과적 일까 저자가 추천하는 방법은 바로 점핑보드를 이용하여 인터벌 트레이닝을 진행하는 것으로 필라테스의 이러한 제한점을 보완할 수 있다.

인터벌 트레이닝은 짧은 시간 안에 고강도 훈련과 휴식을 반복하는 트레이닝 방법이다. 예를 들어 [고강도 사이클 운동 30초/불완전 휴식 30초]을 8번 반복하는 훈련을 진행할 수 있으며 운동 동작, 운동시간, 휴식시간, 세트 수는 다양하게 설정할 수 있다. 이런 인터벌 트레이닝은 많은 연구를 통해 전통적인 방식의 유산소 운동(낮은 강도로 오래 지속하는 유산소 운동)에 비해 많은 이점이 있다는 것이 밝혀졌다.

최대산소섭취량을 늘려 유산소 능력을 발달시키며, 근육의 에너지 대사 시스템에서 탄수화물과 지방 대사를 번갈아 사용하며, 더 많은 열량을 태워 체지방 제거에도 훨씬 효과적이다.

인터벌 트레이닝의 한 종류인 '타바타 프로그램'은 이즈미 타바타 박사에 의해 만들어 졌다. 이즈미 타바타는 연구를 통해 [운동 20초/휴식 10초]의 방식이 여러 인터벌 형식 중에서도 효과적이라는 것을 밝혀냈다. 따라서 이 책을 통해 점핑보드를 사용한 타바타 프로그램을 소개하도록 하겠다. 아래 예시의 프로그램을 연속으로 8번 반복한다면 총 16분이 걸린다. 위에서 소개한 것처럼 전통적인 유산소훈련 16분에 비해 더 많은 다이어트 효과를 안겨줄 것이다. 소개한 프로그램은 하나의 예시일 뿐 필라테스 강사에 의해 얼마든지 응용되어질 수 있다. 고객에게 맞는 동작과 운동시간, 휴식시간, 세트 수를 판단하여 프로그램을 구성하는 것이 중요하다. 이외에도 스탭 박스나 보수를 활용한 방법들도 일반적으로 많이 사용하며 더 많은 점핑보드 활용법이 궁금하다면 "점핑보드 필라테스 교과서"를 참고하기 바란다.

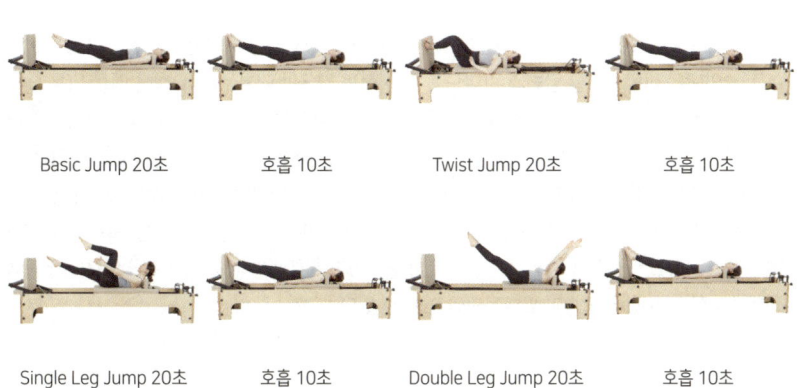

Basic Jump 20초 　　　 호흡 10초 　　　 Twist Jump 20초 　　　 호흡 10초

Single Leg Jump 20초 　　　 호흡 10초 　　　 Double Leg Jump 20초 　　　 호흡 10초

필라테스 강사도 운동생리학을 공부해야 하나요?

운동생리학 공부는 필라테스 강사가 고객의 목표를 이해하고, 가장 효율적이고 효과적인 방식의 운동 및 트레이닝을 통해 그 목표를 달성하도록 도와주는 전문가의 역할을 수행해야 한다. 더불어 고객이 인지 못 하고 있거나 잠정적으로 발생할 수 있는 건강 및 기능상의 문제를 파악하여 예방해주는 것 또한 필라테스 강사의 역할이다. 이렇듯 필라테스 강사로서의 역량을 발휘하기 위해서는 인체에 대한 이해가 필수적이다.

운동생리학은 단발적 또는 간헐적인 외부 스트레스에 대한 인체의 반응과 지속적인 자극에 대한 인체의 적응을 다루는 학문이다. 인체의 최소 단위인 세포부터 조직, 기관과 신경계, 근육·골격계, 내분비계, 순환계, 호흡기계 등 각 계통을 배우고, 운동이 인체에 미치는 영향을 통합적으로 이해하기 위한 필수 학문이라고 할 수 있다. 일반적으로 자세 및 체형의 평가, 종목을 막론하고 실질적인 근육 사용을 하는 실기 수업은 기능 해부학이 중심이 되는 것 같지만, 근육의 구조 및 수축과 이완의 원리 등 생리학적 지식이 함께 바탕이 되어야 진짜 전문성을 갖추고 있다고 하겠다. 특히, 단발적 성격이 강한 '운동', '신체활동'의 개념을 넘어 연속적이고 통합적인 '트레이닝' 단계에서는 운동생리학을 바탕으로 고객의 체력과 건강 상태를 이해해야 목적 및 목표에 적합한 프로그램을 구성하고 지도할 수 있다.

더욱이 운동 외에 고객의 관리 및 상담에서는 기능 해부학 및 실기에 관련한 내용보다 운동생리학 및 영양학을 바탕으로한 답변과 가이드를 줘야 하는 경우가 대부분이다. 쉬운 예로 디톡스 다이어트, 케토제닉 다이어트, 다양한 다이어트 보조제 등 유행하는 다이어트 방법에 대해 고객이 질문했을 때, 전문적이고 정확한 답변과 가이드를 주기 위해서는 필라테스 강사 스스로가 생리학적 이해가 바탕이 되어야 한다. 그렇지 않다면 고객과 다를 바 없이 인터넷에서 찾아본 일반적인 정보, 그나마도 잘못된 가이드를 줄 수도 있다. 이렇듯 필라테스 강사가 운동, 트레이닝을 통해 건강과 기능을 향상하게 시키는 전문가로서 활약하기 위해서는 기능 해부학과 더불어 운동생리학에 대한 깊이 있는 학습이 필수적이라고 할 수 있다.

PILATES TEACHER

생리학은 기능 해부학과 다르게 직접적으로 만질 수 있고, 눈에 보이는 학문이 아니기에 개념을 명확히 이해하고, 실질적인 인체 반응과 변화에 대입해서 해석할 수 있어야 한다. 이를 위해서는 반복적이고 지속적인 학습 및 이론을 실전에 적용하는 노력이 필요하다.

운동생리학은 이처럼 중요하기 때문에 추천 서적으로는 전공 서적의 내용은 어렵기만 하고, 특히 독학하기 매우 힘든 부분 중의 하나이지만, 이 고비를 넘지 못한다면 운동 전문가가 되기 어렵다. "현장 적용 운동생리학" 을 통해 현장에서 다이어트나 주기화 프로그램을 구성하는 방법을 알려주고, 좀 더 공부를 하기 원한다면 전통적으로 가장 많이 보는 " 파워 운동생리학 " 이나 "운동과 스포츠 생리학"을 공부하는 것이 좋으며 특히 "휴먼 퍼포먼스와 운동 생리학" 책은 인터넷에 무료로 정일규 교수님의 강의도 볼 수 있기 때문에 혼자 공부하는 것보다 매우 효과적으로 운동생리학을 이해 할 수 있게 도와준다. 이외에도 필라테스 강사가 웨이트 트레이닝까지 지도 할 수 있다면 차별화와 강점을 만들 수 있기 때문에 "과학적인 근력운동과 보디빌딩 " 도 참고하여 웨이트 트레이닝의 원리와 필라테스의 원리를 접목해서 나만의 운동 프로그램을 만들 수 있기를 기원한다.

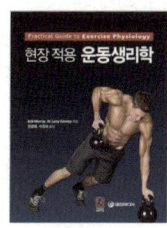 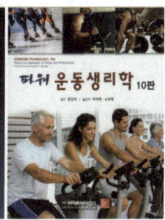 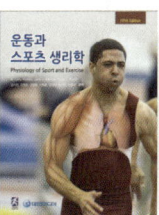 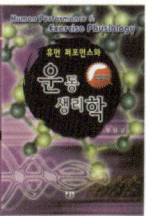 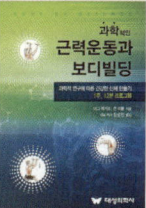

힘든 것과 아픈의 기준과 그에 따른 대처 방법이 알고 싶어요.

힘든 것과 아픈은 언뜻 보면 비슷해 보이지만, 확실한 차이점이 있다. 이는 "통증의 유무"와 관련이 있다. 대게 정해진 시간 동안 운동을 진행하며 땀을 흘리고, 숨이 차는 과정에서 '힘들다'라고 표현하고, 자세가 안 좋거나 어딘가 부상이 있는 사람은 운동을 진행하며 '아프다'라고 표현한다. '힘들다'라고 표현하는 고객에게는 적절한 휴식과 수분 섭취로 대처하는 것을 추천한다. '아프다'라고 표현하는 고객에게는 원인을 파악하기 위한 체형평가, 움직임 평가, 동작의 정확성 등을 파악한 후 진행해본다. 하지만, 통증이 심하거나 지속될 경우 병원을 보내는 것을 추천한다.

무엇보다 회원 개인별 특이성이 결여된 운동 방법은 통증을 유발 할 수 있으니 올바른 학습과 교육이 필요로 하다. 특히 필라테스는 재활을 목적으로 오는 회원을 많이 만나게 되므로 필라테스 강사는 단순히 운동 방법, 기구 사용법 보다 해부학, 생리학 뿐만 아니라 근육학과 병리학까지 공부를 해야 하며 근골격계질환과 운동손상학에 관해서도 필수적으로 공부를 해야 한다는 것을 깨달아야 한다. 단순히 필라테스라는 운동이 고상해 보여서 필라테스라는 운동은 해보지도 않고 덜컥 강사과정 등록 부터 한 경우도 종종 볼 수 있는데 시작은 누구나 돈만 있으면 할 수 있는 진입장벽이 낮은 업이지만, 이미 강사가 포화된 상황에서 취업의 장벽과 취업에 성공했다고 해도 생존을 위해 계속해서 버티는 것은 결코 쉽지 않은 직업이며 경력이 쌓였다고 해도 계속적으로 자기개발을 하지 않는다면 버티기 힘들 수 있다. 점점 다양한 케이스의 회원을 만나게 되고 교육이 많아지고 좋은 책들과 정보의 획득이 빠른 신규 열정 넘치는 강사들과 경쟁을 해야 하기 때문에 끊임없이 노력을 해야만 한다.

필라테스 호흡, 흉곽호흡이 뭐예요?

필라테스의 특징 중 하나는 동작을 수행할 시에 복식호흡이 아닌 흉곽호흡을 사용한다. 흉곽호흡은 필라테스 호흡이라고도 이야기를 하고, 간단히 말해 코로 숨을 들이마시고 입으로 천천히 내쉬는 호흡법이다. 조금 더 구체적으로 설명을 하자면 흡기 시에 갈비뼈를 마치 풍선이 부풀어 오르듯이 늘려주고, 호기 시에는 입으로 내뱉으며 다시 갈비뼈를 모아준다. 마치 배꼽을 척추쪽으로 당겨주고 소변을 참는 느낌으로 힘을 주는 방법이다.

이런 '흉곽호흡'은 복근이 이완되어 바깥쪽으로 밀리도록 한 채 들숨에서 횡격막의 하강을 강조하는 '복식호흡'과는 차이가 있다. 복식호흡이 아닌 흉곽호흡을 사용하는 이유는 필라테스 운동을 진행하는 동안 심부의 코어근육들의 수축을 유지하기 위해서고, 중심부를 안정되게 유지하는 것이 성공적인 수행과 몸의 보호에 중요하다.

이 '필라테스 호흡'을 할 때에는 마치 코르셋을 입고 조였다가 풀어주는 느낌으로 수행을 하는 것이 좋고, 갈비뼈가 과도하게 돌출되어 있는 경우에 다시 원래 위치로 들어가게 해주는데 효과가 있다. 다만 척추측만증이나 외상으로 인하여 갈비뼈가 들려있는 경우에는 사실상 호흡으로 완벽하게 개선하기 힘들고, 다른 모빌리티 운동이나 스트레칭법과 동반되어야 한다. 혹은 양쪽이 아닌 편측만 갈비뼈가 들려있는 경우에는 PNF 스트레칭이나 MET 기법을 활용하여 좌우 균형을 맞춰 줄 수 있다. 이러한 호흡을 잘하는지 평가를 하기를 원한다면 "microlife"나 "POWER breathe"를 활용하면 폐기능을 현장에서도 손쉽게 평가 할 수 있으며, "STABILIZER"나 "Core Coach" 등을 활용하면 복압을 잘 컨트롤 하는지도 손쉽게 체크 할 수 있기때문에 이러한 도구들도 참고하기 바란다.

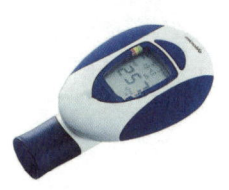
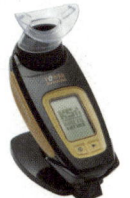
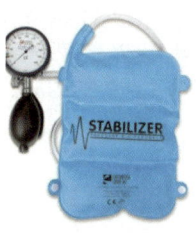
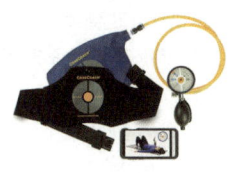

호흡이 잘 안 되는데 어떻게 해야 만들 수 있을까요?

코어를 활성화하는 데 있어서 필라테스 호흡은 아주 많은 영향을 미치며, 만약 호흡 없이 그냥 움직임만 가져갔을 때에는 운동 효과가 엄청나게 떨어질 수밖에 없다. 호흡은 몸 속으로 공기가 들어왔다 다시 빠져나가는 일련의 쉬운 과정이 아닌 여러 호흡근육들이 수축.이완을 하면서 발생하는 복잡한 메커니즘으로 생각하고 접근하여야 한다.

일단 호흡을 잘하기 위해서는 호흡을 담당하는 근육들이 어떤 근육인지를 아는 것이 중요하다. 호흡근은 크게 두 가지로 구분할 수 있다. 호흡근은 횡격막, 사각근, 늑간근과 같은 1차 호흡근들과, 흉쇄유돌근, 광배근, 대흉근 등의 2차 호흡근들로 나눌 수 있다. 평상시와 같은 안정시 심박수에서는 1차 호흡근육들이 호흡을 담당한다. 그러나 갑자기 100m 달리기를 했을 때와 같이 과도하게 심박수가 올라간 상태에서는 점점 2차 호흡근들까지 함께 참여를 하게 되어 훨씬 더 큰 호흡을 만들어낸다. 하지만, 안정시에도 2차 호흡근들이 참여하여 함께 수축, 이완을 하게 된다면, 상대적으로 크기가 크고 표면에 위치한 2차 호흡근들의 특성상, 호흡만으로 엄청나게 몸이 피로해지거나 안좋은 컨디션을 만들어낼 수 있다. 즉, 호흡이 잘되지 않을 때에는 2차 호흡근들이 안정시 상태에서도 과도하게 참여를 하고 있는지를 살펴야 하며, 2차 호흡근들의 근육상태 및 텐션을 살펴서 이완과 스트레칭을 해주는 것이 중요하다.

기본적으로 호흡은 횡격막의 상승과 하강을 통해 이루어진다. 횡격막이 하강을 하게 되면 흉곽 내부의 압력이 감소하여 외부의 공기가 몸 안으로 들어오게 되는 '흡기'가 된다. 반대로 횡경막이 상승하면 흉곽 내부의 압력이 증가하게 되면서 몸 안의 공기가 외부로 나가게 되는 '호기'가 된다. 즉, 호흡에 결정적인 움직임을 가져가는 횡격막의 근육 상태가 중요하며 마찬가지로 적절한 이완이 필요하다.

그 밖에 늑골과 흉추의 가동성도 호흡에 영향을 미치는 요소 중에 하나이다. 사실 호흡 기전이 직접적으로 만들어지는 기관은 '폐'이고, 이것들 둘러싸고 있는 것이 열두 개의 늑골과 후면에 위치한 흉추라고 할 수 있다. 늑골 사이에 위치한 늑간근의 텐션이 너무 강하지 않게, 흉추의 가동성이 저하되지 않는 모빌리티 동작 및 트레이닝도 건강한 호흡을 만들어낼 수 있는 방법이라 볼 수 있다.

운동선수들은 어떤 목적으로 필라테스를 하는 건가요?

최근에 페이스북이나 유튜브, 인스타와 같은 SNS를 보면 엘리트 운동선수들도 필라테스를 하는 영상을 쉽게 볼 수 있다. 사실 프로팀에서는 훨씬 이전부터 본 훈련에 들어가기 전에 루프 밴드, 필라테스 링, 소도구 등을 이용하는 필라테스 운동이 필수 기초훈련으로 자리 잡고 있었다. 그렇다면 왜 운동선수들에게 필라테스 운동이 필요하고, 어떠한 장점들이 있는지 한 번 알아보도록 하자.

첫 번째로는 필라테스 운동은 선수들의 로컬 머슬을 발달시킨다. 우리 몸의 근육을 크게 두 가지로 나눈다면, 로컬 머슬과 글로벌 머슬로 나눌 수 있다. 글로벌 머슬은 로컬 머슬에 비해 그 크기가 크고, 바깥쪽에 위치해 있는 근육으로써 강한 힘을 낼 수 있다. 대흉근, 광배근, 대퇴사두근, 복직근과 같은 근육들이 글로벌 머슬의 대표적인 근육들이라 할 수 있다. 다만 필라테스는 거대한 글로벌 머슬이 아닌 심부에 위치해 있는 복횡근, 골반기저근, 다열근과 같은 로컬 머슬들을 강화시킬 수 있는 운동 방법이다.
우리가 알고 있는 코어근육이 바로 로컬 머슬에 해당이 되며, 어떠한 움직임을 가져갈 때 겉에 있는 글로벌 머슬 보다 안쪽에 위치한 로컬 머슬이 먼저 수축반응을 일으켜야만 훨씬 더 안정화된 움직임을 가져갈 수 있는 것이다. 즉, 아무리 거대하고 강력한 팔다리 근육을 가지고 있는 선수라 할지라도, 몸통에 붙어 있는 로컬 머슬들이 약하다면 안정성이 떨어지게 되므로, 종목에 맞게 컨트롤하기 어려워지게 되는 것이다.

두 번째로는 선수들의 유연성 개선에 도움이 된다. 필라테스 운동은 단축성 수축보다는 근육의 길이가 길어지며 수축을 하게 되는 원심성 수축방법이 많이 사용된다. 원심성 수축 방법의 운동은 단축성보다 근세포에 더 많은 긍정적 데미지를 입힐 수 있는 장점이 있고, 또한 길이가 늘어나면서 힘을 쓰게 되는 동작이기 때문에 유연성에도 도움이 될 수 있는 것이다. 운동선수들에게는 부상 방지나 경기력을 향상시키는데 있어서 유연성이 굉장히 중요한 요소이다. 종목에 걸맞은 근육들을 강화시키기 위한 운동을 진행할 때, 가동범위가 작을 때보다 클 때 훨씬 운동의 효율을 높일 수 있다.

그리고 실제 경기상황에서도 유연성이 좋은 선수는 그렇지 않은 선수들보다 부상의 위험성이 떨어지며, 오랫동안 안전한 움직임이 가능하게 되는 것이다. 웨이트 트레이닝 운동과 함께 필라테스 운동도 점점 엘리트 선수들의 필수종목이 되어가는 시대이다. 위의 여러 가지 장점들로 인해 많은 선수들이 찾고 있는 것이다. 각 종목에 맞게끔 필라테스를 좀 더 변형하고 특화를 시켜 적용한다면 지금보다 훨씬 더 좋은 결과를 얻을 수 있을 것이다.

선수에게 필라테스를 적용에 관해 더 공부를 하고 싶다면 "스포츠 전문가를 위한 필라테스 " 라는 이 책은 선수를 트레이닝 하기 위한 퍼포먼스와 회복을 위한 통합적인 접근법에 대해 다루고 있는 책이기 때문에 추천한다.

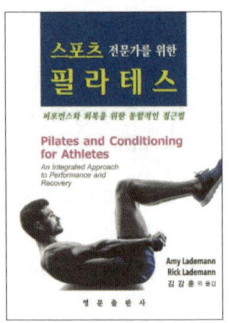

임산부와 필라테스 운동의 관계, 임산부들도 해도 될까요?

임산부가 운동을? 이런 의문과 두려움을 가지고 있던 시절이 있었지만, 이제는 임산부 필라테스, 산전 필라테스, 산후 필라테스라는 말은 더 이상 우리에게 낯선 말이 아닌 것처럼 임산부들에게 필라테스가 좋다는 사회적 인식이 생겼고 그에 따라 임산부들이 스튜디오에 많이 운동을 위해 찾아오고 있지만, 일부 소수의 강사를 제외하고는 임산부를 가르치는데 두려움을 가지고 있기 때문에 오히려 운동을 잘하고 계시던 회원이 임신을 했다고 하면 운동을 중단하게 하고 환불을 해주거나, 회원이 찾아와도 거부해서 소중한 VIP 회원을 놓치는 안타까운 상황들이 많이 있다.

임신 10개월을 산전 필라테스 기간으로 출산 후 1년 동안을 산후 필라테스 기간으로 정의 할 수 있는데 여성은 출산에 이르기까지 신체적, 심리적, 사회적으로 많은 변화를 겪게 되며 이러한 변화에 적응하는 방법으로 적절한 양의 운동이 필요하다.

국내에서는 과거 운동에 대해 부정적인 입장이였지만, 많은 연예인들이 출산 전후 필라테스를 통해 몸매 관리후 출산 후 빠른 복귀를 하면서 관심이 증가하고 미국산부인과학회나 캐나다 산부인과 의사협의회, 영국 왕립 의과대학 등 해외 유명단체들에서 임산부들에게 운동이 좋다는 연구들이 많이 나오면서 우리나라도 이제 산후 조리원에서도 조리기간에도 운동지도자가 방문하여 운동을 시켜 주기도 하고 임산부 전문 운동센터가 생겨나기도 하고 있는 실정이다.

임신 기간 중 운동에 참여하는 것은 임신 중에 받는 스트레스와 불안, 그리고 우울증에서 벗어나 안정된 심리 상태를 유지할 수 있도록 도울 뿐 아니라, 분만에 걸리는 시간과 분만 통증을 줄이는 데에도 효과적이며, 또한 출산 후 회복에도 도움이 된다.

임신 중 필라테스를 통해서 올바른 척추 라인과 골반의 정렬, 그리고 호흡을 통한 운동을 지속하면 출산 시 호흡 조절에 도움이 될 뿐만 아니라, 평상시 통증 완화에도 상당한 도움이 된다. 필라테스는 근육을 이완시켜 근육의 피로도를 낮추고 자궁이나 골반의 근육을 단련시키고 코어 근육을 활성화 하여 임신 기간 중 건강한 신체를 유지할 수 있도록 돕는다. 다만, 필라테스 운동 시 배를 과도하게 수축하거나 관절을 과하게 늘리는 동작을 피하고 호흡을 참지 않도록 주의 하여야 한다.

임신 중 호르몬 변화는 인대를 보다 유연하게 만들기 때문에, 임신 전보다 쉽게 아프고 통증을 느끼게 되는데 필라테스를 통해 허리와 골반 통증을 감소시킬 수 있으며 주요 코어 근육인 골반저근, 복횡근, 다열근, 복사근 등 가장 심부에 있는 자세 안정화 근육들을 강화 시킬 수 있다. 또한 골반저근의 인지 능력을 강화해주면 장기, 신장, 그리고 당신의 아기가 성장할 자궁을 지탱해주고, 골반저근이 제대로 기능하면 달리기, 기침, 재채기를 할 때 복압성 요실금(기침, 재채기 등 순간적으로 복압이 높아질 때 발생하는 요실금)을 예방할 수 있고, 또한 골반 장기 탈출증이 발생할 위험이 감소한다. 이외에도 골반저근의 잠재력을 완전히 이끌어내려면 강화는 물론이고 느슨하게 만드는 방법도 알아야 한다. 근육의 기능을 최대한으로 이끌어내기 위해서는 강화와 이완이 균형을 이뤄야 하며 골반저근의 이완은 아기가 엄마의 몸 바깥으로 나갈 때 특히 중요하다.

필라테스는 임산부에 균형감각을 키워주고, 호르몬 수치와 신체의 변화로 인해 움직임이 자꾸 엉성해지고, 균형감각이 떨어지면서 가볍던 몸이 스모 선수처럼 느껴지는 임신 후반에 들어서면 더욱 문제가 심해진다. 이러한 상황에서 필라테스는 고유수용성 감각, 즉 몸의 위치한 공간을 인지하는 능력을 향상시키고, 배가 점점 불러올수록 신체를 안정화시키는 데 도움이 되고, 또한 허리와 골반의 부담을 덜어준다. 네발 기기 자세와 같은 동작들은 허리와 골반의 부담을 덜어주며 분만에도 아주 좋다. 임신 막바지에 가까워질수록, 이 동작을 규칙적으로 연습하면 자궁 안의 아기가 분만에 가장 좋은 자세를 취할 수 있도록 긍정적인 영향을 줄 수 있으며 이는 출산 경험을 보다 쉽게 만들 수 있다.

임신 초기에는 태반이 안정적으로 자리 잡지 않았으므로 안정적인 동작을 하고 운동 중에도 호흡을 자연스럽게 유지하고, 임신 중기에는 배가 나오고 체중이 늘면서 허리와 하체 부담이 가므로 하체 근력을 키우고 허리 통증을 완화 시킬 수 있는 동작들을 진행한다. 마지막으로 후기에는 간단한 동작으로 출산에 도움이 되도록 호흡을 가다듬는 연습을 해야 한다.

항상 운동 전 산부인과 전문의와 상의 후 시작을 해야 한다는 점을 기억해야 하며, 건강한 임산부는 중강도의 운동을 주중 매일은 아니더라도 대부분의 날에 30분 이상을 시행하는 것을 권장한다는 점과 분기별 주의사항에 대해 간략하게 제시하도록 한다. 추후 자격증 취득 후 관련 교육을 받기를 권장한다.

임산부 운동의 가이드라인

하루 30분 또는 그 이상, 가능한 매일, 주 5~7일 권고 (저항운동 2~3회/ 주 1~3set, 12~15회 반복) 그러나, 가이드라인의 "적당한 강도" 주간 칼로리 소비량을 정의하지 않는다. 또한 최근 연구에서는 주당 신체 활동 에너지 소비가 주당 16 MET 이상 가장 바람직하게는 주당 28 MET, 임신 중 여유심박수(HRR) 60%까지 운동을 증가 시, 임신성 당뇨병, 임신 중 고혈압 장애에 대한 위험률을 낮은 강도의 운동을 할 때 보다 줄일 수 있다. 주당 28 MET의 운동을 가볍게 할 때 보다 격렬한 운동 시 주당 운동 시간이 60% 단축된다고 한다. 미국산부인과학회는 일주일 주3회 15분 동안 유산소, 운동강도는 운동자각도(RPE) 12~14로 실시 하는 것을 권고 하였다.

운동 초보자인 경우 유산소 운동시 심박수 140bpm 이상 제한해야 하며, 격하게 헐떡이는 수준임으로 크게 걱정하지 않아도 되는 강도이며, 운동 경력자는 160 bpm 이상 제한할 것을 권고 하였다. 또한, 운동과 활동을 명확히 구분해 줄 것을 강조하였으며 단순히 활동량만 늘어나는 것은 대사물질, 피로물질, 젖산만 쌓여 비효율적이라고 하였다. 이외에도 케겔 운동은 임산부에게 요실금 줄이기 위해 매일 하는 기초적인 운동이며 바닥에 대고 눕는 자세에서 두통이나, 호흡 곤란 등을 느낀다면 피하는 것이 좋다고 권장하였다. 이외에도 임산부의 해부학적 생리학적 변화에 대한 1분기, 2분기, 3분기의 핵심 변화와 주의사항에 대해 공부가 필요하고 심리적 변화를 위해 임산부 자체에 대해 다룬 책을 추가로 공부해 보기를 권장하며, 운동 시퀀스가 고민이라면 "짐볼 필라테스 교과서" 의 임산부 추천 운동 파트와 "토닝볼 필라테스 교과서" 의 산후 운동 추천 파트를 참고하기 바란다.

필라테스가 척추 측만증에 도움이 될까요?

저자는 미국 팔머 대학교에서 카이로프랙터를 배우고 졸업 후 진료소에서 척추 측만증을 가지고 있는 환자들을 볼 때마다 어떻게 하면 그들의 삶에 도움을 줄 수 있는지 고민하곤 했었다. 한국에 돌아와 필라테스 센터를 운영하면서도 척추 측만증을 앓고 있는 고객들이 너무도 많았다. 하지만, 측만증이라는 주제에서 언제나 중요한 사항이 우리가 평상시 습관을 고쳐주고 특별한 의료기관이 아닌 하루에 매일 운동으로 하는 것이 가장 좋다고 생각하고 척추 측만증을 개선하는 운동으로 필라테스가 너무나 좋겠다고 생각이 들었다. 하지만, 실제 현장에서는 필라테스 선생님에게 척추 측만이라는 것은 너무나 어려운 주제였고 많은 잘못된 정보들로 인해서 고객들로 오는 측만증을 앓는 회원들은 좋지 않은 운동을 시키거나 어떻게 해야 할지 모르는 경우가 너무나 많았다.

척추 측만증은 기능적인 특징과 구조적인 특징에 따라서 구분 할 수가 있는데, 대체적으로 선천적, 근신경성, 퇴행성, 특발성 측만증으로 구분되고, 운동으로 측만증에 도움이 되는 방법은 두 가지다. 필라테스의 운동 목적은 올바른 체형과 바른 자세를 만드는 것이기 때문에 척추가 틀어진 측만증에서도 도움을 줄 수가 있다. 필라테스는 척추의 기능적인 향상으로 측만증의 진행을 막아주고 통증을 개선시킬 수 있는 경우와 측만증에서의 구조적인 효과를 볼 수 있는 경우로 나눠진다. 필라테스로 측만증의 구조적인 문제를 모두 해결할 수 있으면 좋겠지만, 현재는 의학으로도 불가능한 일이기 때문에 필라테스 강사는 좌절할 필요가 없다. 측만증에서 필라테스 강사가 해야 할 일은 측만증으로 틀어진 양쪽의 다름을 정확히 판단하고 그에 필요한 올바른 운동을 시킬 수 있는 능력을 키우는 것이다. 단순한 척추 주변의 근력 강화를 통한 허리와 코어 운동만 시키는 무능력함을 피하기 위해선 전문적인 교육을 받기를 권장하며 "척추측만증 분석" 이라는 책을 참고하기를 바란다.

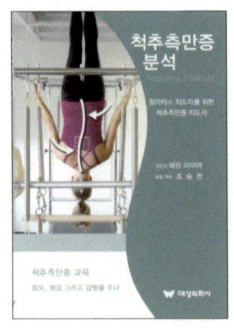

골프하는 사람들이 필라테스를 많이 하던데 왜 그런 거죠?

필라테스를 통해 수많은 골퍼들의 부상 예방과 경기력 향상에 도움이 되기 때문이다. 실제로 미국 LPGA, PGA 투어 선수들(타이거 우즈, 짐 퓨릭, 부바 왓슨, 아니카 소렌스탐 등)은 골프와 필라테스를 접목한 지 10년이 넘었고, 최근 들어 우리나라 선수들도 필라테스를 접목시킨 훈련을 하고 있다. 이처럼 많은 선수들이 골프와 필라테스를 접목하면 경기력을 향상시키고 부상과 통증을 감소시킨다고 생각한다.

어떤 운동도 '코어 부위'가 중요하지 않은 운동은 없겠지만, 골프는 특히 코어 부위의 안정성이 강조되는 운동이다. 코어의 안정성 부재로 생기는 허리 디스크와 골프엘보 등의 2차적인 부상은 필라테스와 매우 밀접한 관련이 있다. 필라테스에서 중요시하는 파워하우스를 전제로 한 필라테스는 코어의 안정성 형성에 지대한 영향을 발휘하며, 코어의 안정성 부재로 인해 신체 중심부터 사지로 뻗어 나가는 각종 골프 부상 또한 사전에 예방할 수 있다. 또한 좌우 비대칭인 편측성 운동으로서 골프는 중심의 강력함이 곧 부상 및 회복과 밀접한 관련이 있어 코어의 안정성이 더욱 중요시되기도 한다.

골프선수들은 필라테스를 통해 최적의 자세와 상체 각을 유지하면서 허리의 부상 위험은 줄이고, 어깨관절의 안정성을 개선해 움직임 범위를 늘려 스윙 가속도를 높이는 등 힘의 전달능력을 향상시킨다. 또한 근력운동의 '단축성 수축'과 다른 '신장성 수축'을 활용하면서 전신의 조절 능력을 통한 유연성 및 인지력 강화를 위해 필라테스를 접목한 훈련을 한다. 따라서 수많은 골퍼들이 재활과 부상 예방 및 신체 부위별 안정성 개선, 움직임 증가, 2차 부상 예방, 전신 조절능력, 유연성, 인지력 강화 등의 다양한 이점을 통해 궁극적으로 경기력 향상이라는 목표를 이뤄낼 수 있기 때문에 필라테스를 접목시킨 훈련을 한다. 이와 관련된 추천 참고 서적은 저자와 역자로 참여한 "골프 트레이너 가이드"와 "골프를 위한 해부학과 스트레칭 및 트레이닝" 을 참고하길 바란다.

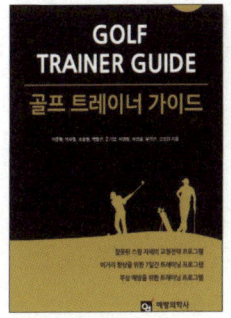
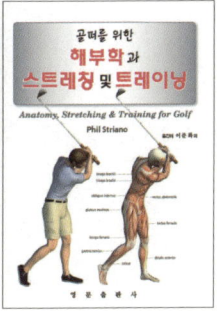

골프 필라테스의 특성과 효과가 무엇인가요?

골프라는 스포츠 특성상 다양한 근육의 움직임, 신체의 포지션이 필요로 한다.
일반적인 필라테스 시퀀스는 누워서 하거나 엎드려서 하는 경우 더 나아가서 앉아서 진행하는 경우가 많은데 골프 스윙은 서서 진행되는 동작이기에 이러한 자세를 고려한 시퀀스가 필요하다. 또한 일반적으로 흉추 모빌리티와 코어의 강화에 포커스를 맞추는 경우가 많지만, 골프 필라테스의 경우 고려해야 할 관점이 많다. 백스윙, 임팩트, 팔로우 스루 동작 등 스윙 동작에서 나오는 근육들의 협응, 움직임에 대한 이해도가 선행되어야 하며, 스윙 시 문제점의 원인이 워낙 다양하기 때문에 이에 대한 정확한 평가, 프로그램의 베리에이션이 필수이다.
골프 프로 및 취미로 즐기는 아마추어들에게 중요한 사항은 비거리이다. 비거리가 늘지 않는 이유를 생각해 보면 1.어깨 회전의 제한, 2.흉추 회전의 제한, 3.엉덩이 근육 약화, 4.신체 협응력의 약화, 5.약화된 코어 근육을 대표적으로 꼽을 수 있다. 이러한 제한사항은 비거리를 저하 시키기도 하지만, 운동 시 부상과, 통증을 유발하기도 한다. 이를 개선하기 위한 필라테스는 먼저 약해져 있는 코어근육을 강화 시켜주기 위한 호흡, 체간의 안정성을 향상시키는 트레이닝을 진행이 필요하다. 그리고 각각의 원인이 되는 근육, 관절의 가동성을 필라테스 기구, 매트, 소도구 동작을 통하여 강화 시켜줘야 한다.
예를 들어, 어깨 회전의 도움을 줄 수 있는 리포머 회전근개 강화 동작들, 흉추의 가동성을 확보하기 위한 캐딜락 스파인 트위스트, 엉덩이 근육을 사용하기 위한 체어 펠빅 리프트 등을 진행하며, 신체 협응력을 강화하기 위하여 다양한 패턴으로 근육을 동원할 수 있게 적용해야 한다. 이러한 다양한 시퀀스를 고객에게 적용해 지속적인 트레이닝이 적용되었을 때 필라테스를 통하여 비거리가 향상될 뿐만 아니라 신체의 안정성을 향상시켜 부상의 위험도 적어질 것이다.

키즈 필라테스는 뭔가요?

아이들에게도 필라테스는 매우 좋은 효과를 줄 수 있는데 키즈 필라테스를 통해 아이들의 건강을 좌우 할 수 있는 좋은 자세와 습관을 만들어 줄 수 있다. 어린아이들이 요즘은 성인 만큼이나 컴퓨터나 TV 시청 및 스마트폰 사용량의 증가로 거북목이나 척추측만증 등과 같은 자세 불균형으로 인해 다양한 증상들이 과거에 비해 점차 이른 시기에 발견되고 있다. 어린아이들의 경우 성인에 비해 아직 문제가 크지 않기 때문에 적절한 운동만으로도 빠르게 교정이 가능하고 성장기 일수록 필라테스의 효과는 커질 수 있다.

키즈 필라테스는 성장단계의 아이들에게 신체 및 운동신경이 활발하게 발달하는 단계에서 올바른 자세 교정 효과와 함께 성장판을 자극해 주어 혈액순환을 촉진하고 호르몬 분비를 좋아지게 해주어 근골격계의 바른 성장을 도와준다. 이러한 생리학적인 자극은 근육과 인대의 원활한 단백질 및 칼슘의 합성을 높여주고, 근육과 뼈의 길이가 늘어날 수 있도록 성장을 촉진하는 영향을 미칠 수 있다.

어린이들에게 이런 신체 활동은 작은 근육들을 강화 시켜 주고, 신경조직을 자극해주어 어려서부터 균형 잡혀 있는 몸과 바르고 고른 성장발육을 도와주는 효과를 주고 있다. 아이의 정서적 안정과 함께 집중력과 인지력을 높여주며 비만예방 및 건강관리 기능을 한다.

키즈 필라테스를 통해 아이들의 집중력이 높아지면 학업 능력 향상에도 도움이 되며 가장 중요한 점은 아이들이 재미와 흥미를 느낄 수 있도록 하는 프로그램을 제공하는 것이 가장 중요하며 이를 통해 학업 스트레스를 감소시키며 필라테스를 평생 함께 할 수 있도록 해주는 것을 목표로 한다.

실버 필라테스는 뭔가요?

노인 또는 인체의 성숙기 라고도 하는 노년기에 접어드는 시기에 남녀 모두 갱년기를 겪게 되고, 일반적으로 40~50대에 신체적 기능과 능력이 저하되는데, 남성의 경우 체력 및 성기능 저하와 감퇴 현상이 나타나고, 여성의 경우 폐경이 오면서 생식 기능이 없어지고 호르몬들이 부족해지며 이로 인한 신체 기능의 저하가 문제가 되면서 심리적으로 기분 변화가 극심해 지기도 하고, 우울증 증상이나 기억력 저하로 깜빡 깜빡 하는 증상들이 대표적이며 근육량의 감소와 뼈나 관절의 기능 부전으로 통증과 골다공증이 발생하기도 한다.

갱년기 증상에 관한 연구를 보면 운동과 같은 신체 활동을 통해 우울증을 완화 시킬 수 있으며 그 중에서도 필라테스는 신체에 무리가 적기 때문에 노인들에게 추천하며 개인의 신체 능력에 맞게 조절이 가능하며, 근육 이완의 스트레칭 효과가 있으며 노인들에게 체력 강화와 피로 회복에도 긍정적인 효과를 줄 수 있다.

시니어들은 현대 의학의 발달로 기대 수명은 늘어나고 있지만, 시니어들의 신체 활동의 감소로 신진대사 기능이 떨어지고, 당뇨 및 고혈압 등에 대사 질환이 유발되며 근골격계의 기능 또한 문제가 생기기 시작하고, 이로 인해 건강수명은 감소 하고 있는 상황이기 때문에 건강하고 즐거운 노년 생활을 위해서는 실버 필라테스를 통해 이러한 기능을 관리하는 것이 필요하다.

실버 필라테스는 근육과 관절에 가벼운 부하를 주어 근력 회복과 골밀도를 높여주어 뼈를 강화해 주고, 인체의 부드러운 움직임을 만들어 주어 관절 기능 회복에 도움을 주며 활성 산소를 감소 시키는데도 도움을 주기 때문에 노년기에 건강한 삶을 유지하는 데 도움이 될 수 있다.

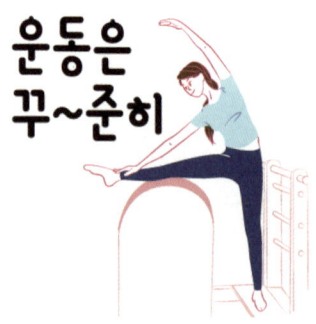

발레 필라테스는 뭔가요?

발레 필라테스는 발레와 필라테스 각각의 장점을 살려 접목시킨 새로운 운동프로그램을 말하며 필라테스 보다는 발레의 성향이 강하다. 특히, 발레 바를 활용한 동작들이 많으며 발레를 처음 접하는 사람들을 위한 운동으로 볼 수 있다. 발레를 잘 하기 위해 필요한 유연성과 근력을 향상시킬 수 있고 코어 근육을 발달시키기에 효과적인 운동이다. 국내 연예인들을 통해 소개되면서 최근 발레 필라테스를 찾는 고객들이 증가하고 있다.

이외에도 발레 피트니스, 발레 핏 이라고도 부르는 운동 방법으로 " 발레(Ballet) + 웨이트(Fitness)"의 합성어인 발레 핏은 클래식 발레의 동작과 피트니스의 웨이트적 움직임을 접목해 만든 운동 방법도 있다. 이러한 발레 핏의 장점은 근력 운동+ 유산소 운동 + 자세교정 + 스트레칭이 합쳐져 체중감량은 물론 군살 없고 탄력있는 몸을 만들기 위한 운동 프로그램으로, 특히, 일상생활에서 사용하지 않는 '속근육'을 단련한다는 것을 목적으로 발레 핏을 통해 원인모를 전신 근육 통증의 원인 '무너진 속근육' 잡기 위한 운동이다.

발레 핏은 특히 체형교정에 특화되어 발레를 통해 가장 먼저 효과를 볼 수 있는 건 체형 교정이다. 굽은 등과 말린 어깨를 바르게 교정할 수 있기 때문이며, 발레를 통해 자세가 좋아지면 자연히 키가 예전보다 살짝 커지면서 라인이 살리는 데 도움이 된다. 무엇보다 발레는 임신과 출산을 경험한 맘들에게 좋은 운동으로 배를 집어넣은 상태에서 등에 힘을 주고 엉덩이를 조이는 발레의 기본자세만으로 골반 근육을 강화해 저절로 케겔 운동이 되므로 요실금 같은 여성질환을 예방할 수 있는 것은 물론 디스크나 척추측만증에도 효과적이기 때문이며, 여기에 이중턱과 목주름이 사라지는 효과까지 얻을 수 있다. 또한 해외에서도 발레를 접목한 운동이 주목받고 있는데 영국에선 발레 동작을 응용한 운동법 '바코어(Barre Core)'가 발레 피트니스 이상으로 인기를 얻고 있으며, 여성의 체형 분석을 통해 자세 교정과 근력 향상에 도움을 주는 발레 운동법으로, 발레 바를 이용한 근력 운동이다. 초보자도 쉽게 따라 할 수 있는 동작에다 신나는 음악과 함께 진행하므로 땀 흘리는 재미를 제대로 맛볼 수 있다. 이처럼 수많은 운동 프로그램을 통해 경쟁력과 상품성을 높이는 상황이다.

EMS 필라테스는 무엇인가요?

EMS란 Electrical Muscle Stimulation의 약자로 전기자극을 사용하는 트레이닝 방법이다. 근육은 뇌에서 명령을 보내면 그 신호에 따라 수축하게 되는데, EMS 트레이닝은 전기자극을 통해 뇌를 거치지 않고 직접 근육을 수축시킨다. EMS 트레이닝은 짧은 시간 고강도의 운동이 가능하다는 장점이 있다.

EMS란 Electrical Muscle Stimulation의 약자로 전기자극을 사용하는 트레이닝 방법이다. 근육은 뇌에서 명령을 보내면 그 신호에 따라 수축하게 되는데, EMS 트레이닝은 전기자극을 통해 뇌를 거치지 않고 직접 근육을 수축시킨다. EMS 트레이닝은 짧은 시간 고강도의 운동이 가능하다는 장점이 있다.

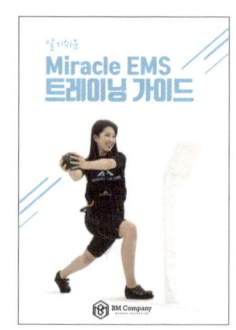

EMS 필라테스는 EMS의 장점을 필라테스에 적용하여 약점을 보완한 운동이다. 전기자극을 통해 근육의 활성도를 높여 초보자가 운동에 더 빨리 적응할 수 있도록 도와준다. 또한 운동 강도를 조절할 수 있는 폭을 넓힘으로써 다양한 고객의 니즈에 부합하는 프로그램을 제공할 수 있다. 그리고 기술의 발달로 요즘은 EMS 전신 슈트 형태 뿐만 아니라 부분형 EMS 장비 및 개인형 장비가 나왔고, 레깅스에 EMS 기능이 추가되어 나와 손쉽게 현장에서 활용이 가능해졌다. 이러한 변화로 필라테스 스튜디오 및 개인형 EMS를 활용한 사례가 증가하고 있다. EMS에 대해 조금 더 공부를 하고 싶다면 '알기쉬운 미라클 EMS 트레이닝 가이드' 책을 참고 하기 바란다.

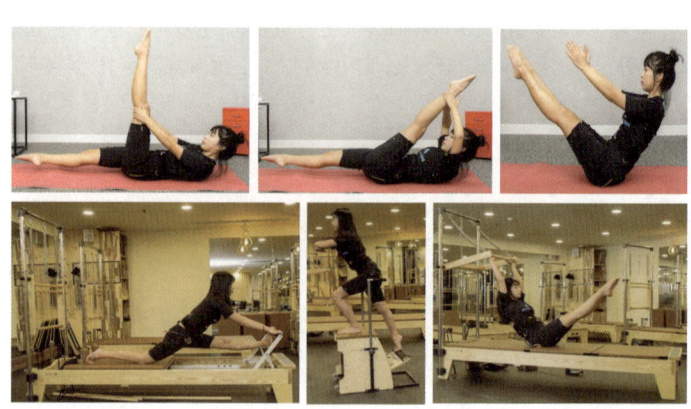

맺음말

필라테스 강사를 준비하는 지망생부터 현직 필라테스 강사를 위해 책을 쓰기 시작했습니다. 궁금하지만, 딱히 물어볼 곳이 없고, 정보 공유의 한계를 느꼈습니다. 제가 고민했던 부분들에 대한 질문과 그에 대한 해답은 경험을 통해서만 배울 수 있었습니다. 제가 겪었던 시행착오들을 공유함으로 더 나은 시장을 만들고자 처음 글을 쓰기 시작했습니다. 그리고 이 책을 완성하기까지 3년이라는 시간이 걸렸고 1편 "선수 트레이너가 알아야 할 모든것" 에 이어 2편 " 트레이너가 알아야 할 모든것 " 과도 마찬가지로 초반에는 열정을 갖고 시작했지만, 막상 글들을 정리하면서 한계성을 느끼고 코로나로 인해 정신없이 살다 보니 1년여간 책 작업을 중단되기도 했었습니다. 하지만, 힘든 과정을 버티면서 더 이러한 점들을 정리해야 할 필요성을 깨닫기도 했습니다. 돌이켜 보면, 지난 시간들과 앞으로도 쉽지만은 않을 것 같습니다. 하지만, 힘든 상황속에서도 바쁜 시간을 쪼개 적극적으로 참여해주신 많은 선생님들의 노력 덕분에 이 책 또한 탄생할 수 있었습니다. "필라테스 강사가 알아야 할 모든 것" 이라는 제목에 비해 부족한 부분이 많이 있겠지만, 여기서 못다 한 이야기는 4편 "피트니스 창업을 위해 알아야 할 모든것"을 통해 오픈 준비 과정부터 운영 관리 방법 및 마케팅 방법 등에 대해서도 공유 하도록 하겠습니다. 이 책을 계기로 저 또한 부족한 점들을 깨닫고 정리할 수 있었던 소중한 시간이었습니다. 담아내지 못한 내용들은 후속편을 통해 지속적으로 공유하도록 하겠습니다. 참여해 주신 모든 공동 저자 분들께 진심으로 감사드리며 앞으로 피트니스 산업의 발전에 조금이라도 도움이 될 수 있는 사람으로 최선을 다 하겠습니다. 이 책을 읽어 주셔서 감사합니다.

필라테스 강사가
알아야 할
모든 것